陶凯(1953~　),国家名老中医药专家,第六批全国老中医药专家学术经验继承工作指导老师。曾任山东中医药大学附属医院肺病科主任、山东中医药大学内科教研室教授、山东中西医结合学会呼吸病专业委员会主任委员、全国中医药学会老年医学会常务理事兼肺系专业委员会主任委员、全国老年学会中医研究会副主任委员、全国老年保健康复专业委员会副主任委员、山东老年医学会膏方委员会主任委员、山东中西医结合学会职业病专业委员会副主任委员。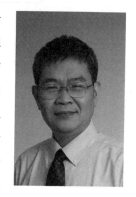2004年至2013年先后担任山东省卫生厅SARS、禽流感、甲型H1N1流感及H7N9禽流感专家组成员、副组长,参与制定防治方案、抢救重症患者、进行培训讲座等工作,荣获省政府奖章。

擅长中西医结合的方法治疗肺间质纤维化、慢性阻塞性肺疾病等,形成特色,赢得社会认可。研制国家新药"金贝口服液",2004年作为课题负责人承担"863"国家重点科研课题肺癆片的研制。

2001年12月、2004年8月两次应邀赴韩国庆熙大学讲学,2010年8月应邀赴马来西亚中医药学会讲学。2008年6月至2011年6月担任香港中文大学客座教授,香港东华三院广华医院顾问中医师。

曾在国家级、省级医学刊物发表医学论文60余篇,其中以第一作者在国家级医学刊物发表论文40余篇。参与编写学术著作10余部(主编2部)。承担国家科委、中医药管理局、山东省科委、省卫生厅科研课题11项。

马君(1972~),副主任医师,副教授,医学博士,硕士研究生导师。国家中医药管理局陶凯名老中医工作室负责人。山东省首批五级中医药师承项目继承人。中华中医药学会肺系病分会委员会委员,中国中西医结合学会呼吸病专业委员会青年委员,山东中西医结合学会呼吸病专业委员会常委,山东老年医学会膏方委员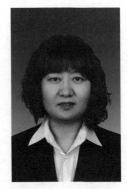会副主任委员。1998 年获中西医结合呼吸专业硕士学位。2007 年获中医文献专业博士研究生学位。擅长:中西医结合方法治疗肺间质纤维化、支气管哮喘、慢性咳嗽、慢性支气管炎、慢性阻塞性肺病、支气管扩张、胸腔积液、反复呼吸道感染等疾病。

主攻课题"肺纤维化中医药临床及实验研究"曾获山东省科技进步奖、山东省中医药科学技术奖,参与国家、省级课题 8 项,主编、参编著作 6 部,发表国家级、省级论文 30 余篇。

间质性肺病临证解惑

暨陶凯教授经验总结

主编◎马　君

山东科学技术出版社

主　　编　马　君
编　　者　（按姓氏笔画排序）
　　　　　马秀娟　王宏宇　韦宜含　刘中杰
　　　　　刘显涛　吴月心　张煜潇　黄　娴

序

目前,间质性肺疾病已经从少见病、罕见病成为常见病、多发病。我自1988年开始用中医药治疗间质性肺疾病,至今已30年,我愿意把自己对该病的一些思考和认识,奉献出来,与大家分享。

间质性肺疾病发生、发展有明确的致病因素。长期情绪紧张、忧郁、心理障碍等多种因素,致使患者抗病能力下降,损伤了患者自身的抗炎抑炎机制的正常应答功能,导致肺部炎症进行性加重而机体不能够正常缓解。外界环境因素如病毒、细菌等病原微生物,雾霾等吸入因素,与我们生存密不可分的职业因素、生活垃圾污染等因素是导致间质性肺疾病重要的原因。

诸多因素导致体内的炎性介质及炎性细胞侵害患者正常的肺组织细胞,而患者自身的抗炎抑炎机制发生障碍,使得炎症不能自行缓解,从而进行性加重,是间质性肺疾病发生、发展的病理机制。

更加重要的是治疗。由于对该病病因及病理机制缺少明确的认识,现代医学对间质性肺疾病、肺间质纤维化也缺乏明确有效的治疗方法。20世纪90年代,特发性肺间质纤维化的诊疗方案建议用糖皮质激素;而目前方案完全否定了糖皮质激素的有效性,推荐用吡非尼酮治疗。这种笼统的治疗方案临床上证明并不能有效地控制疾病进展,也不能有效地提高患者的生存质量及延长患者的寿命。

将间质性肺疾病分为急性、亚急性、慢性三个临床类型，对该病诊治具有重要意义。即使是慢性肺间质性疾病，也是由多种肺疾患引起的，不能用一个方案、一种方法进行治疗。只有分清急性、亚急性、慢性疾病过程及不同病患的个体差异，根据病情进展的急缓、不同变化规律，选用不同的针对性治疗方案，才会更符合疾病的变化规律，从而有效地控制疾病的进展。仅用一种药物、一种治疗方案来治疗间质性肺疾病的想法，缺乏对该病细致的临床观察，也是不可能有好的临床效果的。这也是我愿意推荐该书的原因。

马君医生作为我们团队的重要成员，在该书中总结了我对间质性肺疾病的诊疗方法。这是我们在临床中摸索的有效治疗方法，也是我在全国名老中医工作室培训中讲授的内容。中医中药的辨证施治、分型施治，恰恰弥补了西医治疗该疾病之不足。根据患者病情的轻重缓急，采用不同的治疗方案，选用不同的药物，有其明显的治疗优势。这些年对间质性肺疾病的诊治，针对不同的人群分型分类施治，取得了明显的临床效果，特别是对急危重症、疑难杂症，临床效果显著，挽救了很多重症患者的生命，得到了患者的一致认可。

借此机会，我要感谢国家中医药管理局、山东省中医药管理局、山东省中医院的领导，感谢他们为我提供了从事临床工作很好的平台；感谢肺病科的同事、学生，感谢他们给予我的支持和帮助；还要感谢我的患者，有了他们的信任以及对我的治疗的认可，才成就我的今天。我已经治疗了数万名患者，其中很多患者获得康复，可以正常生活，还有很多患者带病生存。20余年来，我跑遍大江南北，成功救治过很多危重、疾病晚期患者。

有患者曾经问我:您的治疗方法为什么对我有用?原因应该是我们的方案更接近患者的具体病情,更接近患者的实际情况。这一切皆源于我47年中医药工作经验的积累和一刻不停的学习。

马君教授这本书的意义在于提醒大家,对间质性肺疾病这种常见疾病的研究一直在路上。作为医生,无论是在出诊、查房的工作中,还是在临床研究的实验室里,我们要不间断地重新认识、不间断地进行临床探索、不间断地重新判定,一刻也不能离开临床,认真出诊、细心查房,永远不停歇。

陶 凯

2017 年 12 月于济南

目 录

第一章　传统医学篇

第一节　病名篇

现代学者根据肺纤维化的临床表现而将其归为"喘证""肺胀""短气""痰饮""咳嗽"，晁恩祥、张纾难等根据相关文献临床症状、病机特点、病理改变等将肺纤维化归入"肺痿"范畴。有人根据《素问·玉机真脏论》"病入舍于肺，名曰肺痹……发咳上气"及《素问·痹论》"皮痹不已，复感于邪，内舍于肺"的论述，结合现代研究，认为肺纤维化属"肺痹"范畴。

一、肺痹中医病名溯源

肺痹病名始自《内经》，《内经》中共有五篇论及本病。《素问·四时刺逆从论》曰："少阴有余病皮痹隐疹，不足病肺痹。"《素问·五脏生成篇》曰："喘而虚，名曰肺痹，寒热，得之醉而使内也。"《素问·玉机真脏论》曰："风寒客于人，使人毫毛毕直，皮肤闭而为热……弗治，病入舍于肺，名曰肺痹，发咳上气。"《素问·痹论》曰："皮痹不已，复感于邪，内舍于肺，是为肺痹……凡痹之客五脏者，肺痹者，烦满喘而呕……淫气喘息，痹聚在肺……其入脏者死。"《灵枢·邪气脏腑病形篇》曰："（脉）微大，肺痹引胸背，起恶日光。"通过《内经》对于"肺痹"的记载，可知"肺痹"为脏腑痹之一，同时亦为痹证中之重症。此后病名多遵从《内经》,如唐代《黄帝内经太素》、宋代《圣济总录》、明代《证治准绳》《症因脉治》等,多是在《内经》论述的基础上,加以解释补充。并且,秦景明在《症因脉治》中指出"肺痹即皮痹"。至清代,喻昌、陈士铎均论述"肺痹即为气痹",当代名医李聪甫在注释《中藏经》时提出:"痹者,风寒暑湿之气中于人之脏腑为之也……风寒暑湿之邪入于肺,则名气痹。"清代叶天士《临证指南医案》曾将"肺痹"独列一门,比较完整系统地阐述了"肺痹"的证因脉治。叶氏"肺痹"医案共16则,其病因分外感、内伤两种:"六淫之气,一有所著,即能致病……最畏风火,邪著则失其清肃降令,遂痹塞不通矣。也可因得之忧愁思虑,辛热酒毒,所以肺脏受病,上焦不行,下脘不通,周身气机皆阻,而成肺痹。"叶氏的有关论述极大地发展和丰富了"肺痹"的内容,对后世产生了较大的影响。《中医大辞典》释"肺痹"曰:"病症名。由皮痹发展而成,也有称为皮痹者。"《中华医学大辞典》释"肺痹"曰:"此证因肺为浊邪阻闭,失其清肃降令,故痹塞不通。"其论治则沿用《临证指南医案》所列方药。总之,历代文献对于"肺痹"病名的论述多遵从《内经》,后世变化不大。

二、肺痿中医病名溯源

肺痿病名,《内经》虽无,但用"痿"字却非罕见,更有将其与"肺"相联系者。《素问·至真要大论》云:"诸痿喘呕,皆属于上。"已将诸般"痿"病归之于肺(或曰上)。汉代张仲景在归纳《内经》相关论述的基础上,创造性地将"痿"字引入于"肺",奠定了"肺痿"病名。《金匮要略》对"肺痿"之义及临床特点曾列为专篇进行论述。如《金匮要略·肺痿肺痈咳嗽上气病脉证治》说:"寸口脉数,其人咳,口中反有浊唾涎沫者何? 师曰:为肺痿之病。息摇肩者,心中坚;息引胸中上气者,咳;息张口短气者,肺痿唾沫。"痿,与萎同,弱而不用之意。巢元方《诸病源候论》"作肺萎"知是痿与萎同。唐代《外台秘要》中,王焘论述:"传尸亦名转注,以其初得,半卧半起,号为殗殜。气急咳者名曰肺痿。"把肺痿当作传染病中的一种类型,对唐宋时期相关论述影响较大,如宋代《三因极一病证方论》《圣济总录》多将"肺痿"归入传尸、痨瘵、骨蒸等病证篇章中,拟定的许多方剂治法亦大致相同。元代朱丹溪则直接认为"外有劳瘵喘促嗽血者是肺痿。"丹波元简也持相同观点:"肺痿一证,是劳嗽之谓,则今之虚损劳瘵者。"也因早在《金匮要略》中肺痿肺痈同篇论述,许多医家认为其不过是一种疾病的两个阶段,明代陈实功在《外科正宗》中说:"夫肺痈者,金受火刑之症也……又久嗽劳伤,咳吐痰血,寒热往来,形体瘦削,咯吐瘀脓,声哑咽痛,其候传为肺痿,如此者百死一生之病也。"明代孙一奎在《赤水玄珠·肺痿》中,也就"痿"字进行注解:"痿,干瘪也。即早发还先痿之痿。"王肯堂将肺痿分别列入"诸气门"和"血证门"论述,如《证治准绳·诸气门》说:"肺痿或咳沫,或咯血,今编咳沫者于此,咯血者入血证门。"《证治准绳·诸血门》还认为:"久嗽咯血成肺痿。"历代医家对肺痿的认识,唐以前多作为一个独立的疾病论述,唐以后则多列入咳嗽门中,尤与久嗽、劳嗽合论,也有将肺痿肺痈并列者。清代尤在泾在《金匮要略心典·肺痿肺痈咳嗽上气病》中说:"痿者萎也,如草木之枯萎而不荣,为津烁而肺焦也。"可见,"肺痿"病名自确立以来,后世医家沿用至今,病名定义鲜有发展,仅是进一步论述和解释。

三、肺间质病的病名之争——"肺痹"与"肺痿"

多年来肺纤维化的中医病名存在"肺痹"与"肺痿"之争,也有部分学者倾向于两者并存。

（一）肺痿说

以肺痿为名者多见于肺间质纤维化患者，表现为限制性通气功能障碍，后期有明显的肺脏缩小，以咳、喘为主症，有治疗困难及预后差等临床特点。晁恩祥、张纾难教授从病因和症状辨识，病程和预后辨识，病理形态与功能辨识三个方面提出肺间质纤维化可与肺痿相关联。肺痿病名首见于《金匮要略·肺痿肺痈咳嗽上气病脉证治第七》"寸口脉数，其人咳，口中反有浊唾涎沫者何？师曰：为肺痿之病"以及《金匮要略·脏腑经络先后病脉证治第一》"息张口短气者，肺痿唾沫"，并记载了甘草干姜汤和麦门冬汤两首名方，成为后世治疗肺痿之源。

（二）肺痹说

宋建平教授最早将肺痹与肺间质疾病关联在一起。肺痹病名首见于《内经》。《素问·痹论》："风寒湿三气杂至，合而为痹也。"又："痹在于骨则重，在于脉则血凝而不流，在于筋则不伸，在于肉则不仁，在于皮则寒。"《中藏经》指出："痹者闭也，五脏六腑，感于邪气，乱于真气，闭而不仁，故曰痹；五脏皆有所合，病久而不去者，内舍于其合也。皮痹不已，复感于邪，内舍于肺；凡痹之客五脏者，肺痹者，烦满喘而呕，淫气喘息，痹聚在肺。"《素问·玉机真脏论》曰："风寒客于人，使人毫毛毕直，皮肤闭而为热，当是之时，可汗而发也，或痹不仁肿痛，当是之时，可汤熨及火灸刺而去之，弗治，病入舍于肺，名曰肺痹，发咳上气。"因此，肺痹的形成一是由于邪气侵袭于皮毛，元气亏虚，营卫不足，则抗邪无力，形成皮痹，即《内经》"所谓痹者，各以其时重感于风寒湿之气也""以秋遇此者为皮痹"。皮痹久而不愈，再感外邪，使在表之邪气内舍于肺，进一步形成肺痹。刘晓明等认为，肺痹作为肺间质纤维化的中医病名最为合适,其病因病机一为五体痹发为肺痹,认为其发病与风寒湿合而侵袭人体有关;另一原因为正气亏虚,卫外不固,外邪侵袭闭阻于肺发为肺痹。

（三）先痹后痿、痿痹并存

第三种病名认识是一种折中的说法,即先肺痹、后肺痿或痿痹并存。并认为肺痿与肺痹反映了肺纤维化不同发展阶段的两个不同方面,早中期以邪实为主,属肺痹;后期则以本虚为主,气血不荣肺络,则络脉空虚而致肺叶痿弱不用。但皮痹—肺痹—肺痿的发病过程,历代文献中均无此类记载,结论不可轻下。

第二节　病因篇

一、肺痹病因病机

《内经》所论肺痹的病因病机,是少阴不足、房劳伤肾、营卫气逆、风寒湿邪入舍于肺而成,临床可见咳喘上气,烦满,胸背痛等症,预后不良。后世医家在《内经》基础上,从临床实际出发,进一步论述了肺痹的病因病机、证候表现。如隋代杨上善注曰:"肺虚故有积气在于胸中,出气多嘘,名曰肺。亦以肺虚,故病寒热也……以因酒醉力意入房,喘呼伤肺之所致也。"唐代王冰注曰:"足少阴脉,从肾上贯肝膈,入肺中……不足病肺痹也。"元代《卫生宝鉴》重点指出过度饮酒的危害:"因而大饮则气上逆,肺痹寒热喘而虚惊。"明代张介宾《类经》认为肺痹"气分火盛而阴精衰也;其因醉以入房,则火必更炽,水必更亏,肾虚盗及母气",强调热盛伤阴的病机。秦景明在《症因脉治》中说:"肺痹之成因,或形寒饮冷,或形热饮热,肺为华盖,恶热恶寒,或悲哀动中,肺气受损,而肺痹之症作矣。"补充了饮食、情志的病因,以上论述深化了《内经》的内容。至清代沈金鳌在《杂病源流犀烛》中则提出:"痹既入肺,则脏气闭而不通。"认为脏腑气机痹而不通为"肺痹"病机之关键。王子接指出:"《内经》言,淫气喘息,痹聚在肺。盖谓妄行之气,随各脏之内因所主而入为痹。"陈士铎在《辨证录》中说:"肺痹之成于气虚,尽人而不知也,夫肺为相傅之官,治节出焉。统辖一身之气……是气乃肺之充,而肺乃气之主也,肺病则气病……然肺痹即气痹也。肺气受伤,而风寒湿之邪遂塞肺窍而成痹矣。"较好地解释了《内经》"所谓痹者,各以其时重感于风寒湿之气也"的论述,并进一步强调了"肺痹之病机重点在于气"。而罗美则指出:"凡七情过用,则亦能伤脏气而为痹,不必三气入舍于其合也。所以然者,阴气静则神藏,躁则消亡,故气不养而上逆喘息,则痹聚在肺。"指出七情对肺痹的发生具有重要的影响。清代何书田曰:"肺经疟久伤及其津,必胃闭、肺痹,宜清降法。"指出疟疾日久可致肺痹。当代医家李聪甫在《中藏经》注释中说:"痹者,风寒暑湿之气中于人之脏腑为之也……风寒暑湿之邪入于肺,则名气痹……气痹者,愁忧思喜怒过多,则气结于上,久而不消则伤肺,肺伤则生气渐衰,邪气愈胜。"指出七情与肺痹关系密切,肺痹病机重点在于气。总之,上述医家所论,明确指出肺痹的发生与肺肾不足尤其是肺虚关系密切,致病因素则包括情志、房劳、饮食、外感风寒暑湿、他病等。痹肺之邪可自外而入,亦可由内而生,乃是邪乘肺虚而入舍于肺,以致肺气痹而不通。

二、肺痿病因病机

肺痿有虚热虚寒之分。《金匮要略·肺痿肺痈咳嗽上气病脉证治》说："热在上焦者，因咳为肺痿，肺痿之病，从何得之？师曰：或从汗出，或从呕吐，或从消渴，小便利数，或从便难，又被快药下利，重亡津液，故得之。寸口脉数，其人咳，口中反有浊唾涎沫者何？师曰：为肺痿之病。"此指因汗出、呕吐、消渴、下利等伤津液，而致阴虚内热，发为肺痿。该篇又说："肺痿吐涎沫而不咳者，其人不渴，必遗尿，小便数，所以然者，以上虚不制下故也。此为肺中冷，必眩，多涎唾。"此则指肺中有虚寒而言。隋代巢元方进一步探讨了本病的成因、转归等。如《诸病源候论·咳嗽病诸候》说："肺主气，为五脏上盖，气主皮毛，故易伤于风邪，风邪伤于腑脏，而气血虚弱，又因劳役大汗之后，或经大下而亡津液，津液竭，肺气壅塞，不能宣通诸脏之气，因成肺痿。"巢氏这一论述，对肺痿的成因，明确认为是外邪犯肺，或劳役过度，或大汗大下之后，阴津亏耗，肺气受损，壅塞而成。并指出咳吐涎沫之爽或不爽，小便之利或不利，咽燥之欲饮或不欲饮等，与疗效转归都有关联。如该篇又说："咳唾咽燥欲饮者，必愈；欲咳而不能咳，唾干沫，而小便不利者难治。"后人在不断印证、重复此说的基础上，对病因有所补充。唐代孙思邈《千金要方·肺痿》依据《金匮要略》，亦将肺痿分为热在上焦及肺中虚冷两类，认为"肺痿虽有寒热之分，从无实热之例"。指出病机以虚证为主。元代张从正、朱震亨记述了大量食用樱桃以及过量饮酒致肺痿的危害，补充了饮食所伤的病因。元代吕震名在《伤寒寻源》中指出，普通外感疾病如不加重视，失治误治也可致肺痿："世俗所称伤风病，是由皮毛以入于肺，肺为娇脏。寒热皆所不宜，并有视为微疾，不避风寒，不慎饮食，经年累月，病机日深，或成血症，或成肺痿，误治之害。"明代张介宾则曰："肺痿者，皮毛痿也。盖热乘肺金，在内则为叶焦，在外则皮毛虚弱而为急薄。"强调"肺热叶焦"为病机重点。明代陈实功在《外科正宗》中说："久嗽劳伤,咳吐痰血,寒热往来,形体消瘦,咯吐瘀脓,声哑咽痛,其候转为肺痿。"指出其他病症可最终转为肺痿。《古今医统大全》提到"悲气所致为肺痿",首先论及情志所伤。朱橚在《普济方》、王肯堂在《杂病证治准绳》中也曾谈到饮食、情志对本病的影响。李用粹结合元代朱丹溪之说,对肺痿的病因病机、证候特点、辨证论治进行了简要而系统地归纳。如《证治汇补·胸膈门》说:"久嗽肺虚,寒热往来,皮毛枯燥,声音不清,或嗽血线,口中有浊唾涎沫,脉数而虚,为肺痿之病。因津液重亡,火炎金燥,如草木亢旱而枝叶萎落也。"清代《医门法律·肺痿肺痈门》云:"肺痿者,其积渐,已非一日,其寒热不止一端,总由胃中津液不输于肺,肺失所养,转枯转燥,然后成之。"尤在泾在《金匮要略心典·肺痿肺痈咳嗽上气病脉证治》中说:"肺为娇脏,热则气烁,故不用而痿;冷则气阻,故亦不用而痿。"均强调了肺痿病机有寒热之分。同时,唐容川在《血证论》,徐灵胎在《医学源流论·伤风难治论》中均指出六淫外邪对肺痿发生的作用。周学海在《读医随笔》谈到"养液行瘀",对瘀血致肺痿有了新的认识。总之,历代文献多认为肺痿的病因主要是肺有燥热、烁伤津液以及肺气虚冷。肺有燥热主要是由于热病邪热伤阴,或因误治,或消渴津液耗伤,或血虚而重亡津液。肺气虚冷主要是虚热肺痿日久,或大病、久病之后耗气伤阳,导致肺虚有寒。后人还认识到六淫、劳逸、情志、饮食等因素对肺痿发生的作用,可谓对仲景之说的一个补充。此外,古人还认识到瘀血在肺痿发生发展过程中的重要性,这与现代研究已比较一致。

三、现代中医对肺纤维化致病因素如何认识

(一)感受外邪

气候急剧变化,节气应至未至,干燥寒冷或闷热潮湿的气候

变化，"非时之感"或瘟疫之邪经口鼻而入，首先犯肺。或因肺虚卫外不固，六淫之邪乘虚侵袭入肺。

（二）邪毒侵肺

肺为娇脏，又为"华盖"，易受邪毒侵袭，如矿石粉尘石棉、煤工烟尘和放射性物质直接损伤肺脏，致使肺气宣降失司。

（三）饮食、用药不当

一是过食肥甘厚腻或过度嗜酒、恣食生冷瓜果损伤脾胃；二是食用不洁之物，疫邪病毒从口而入；三是用药不当，如"快药下利"重亡津液，某些药物如有毒农药、抗生素、抗肿瘤药、心血管用药，均可损伤脾胃，致肝脏疏泄失常，肺脾两虚。

（四）情志失调

"思则气结"，思虑过度则气机郁滞，肺失宣肃，脾失健运，痰浊内生。性情过于暴躁，肝火旺盛，火逆犯肺，煎灼津液，损伤肺脏。

（五）劳伤久病

先天禀赋不足，久病失养或年老体衰，脏腑虚损；或肺气阴不足，或真阴不足，可致肺叶痿弱不用。或内伤久咳，久喘，迁延失治；或痹病、皮痹等日久内舍于肺，均致本病。

第三节　临证篇

一、肺痹

历代文献都描述了肺痹典型的症状、脉诊特点以及疾病传变规律。

（一）症状

"肺痹者，烦满喘而呕"（《素问·痹论》《张氏医通》《内经博议》《医醇賸义》)。"淫气喘息,痹聚在肺"(《素问·痹论》)。"皮肤闭而热""白,脉之至也,喘而浮,上虚下实;惊,有积气在胸中,喘而虚,名曰肺痹,寒热"(《素问·五脏生成》)。"痹不仁肿痛""发咳上气"(《素问·玉机真脏论》)。"肺脉……微大为肺痹"(《灵枢·邪气脏腑病形》《脉经》《类经》)。"引胸背,起恶见日光"(《灵枢·邪气脏腑病形》)。"引胸背,起腰内"(《脉经》)。"其状,气奔痛"(《诸病源候论》)。"其候胸背痛甚,上气烦满,喘而呕是也""上下痞塞,不能息""胸胁满急""上气闭塞,胸中胁下支满,乍作乍止,不得饮食,唇干口燥,手足冷痛""上气发咳""胸心满塞,上气不下"(《圣济总录》《普济方》)。"皮痹不仁,心胸气促,项背硬强""皮肤痹,项强背痛,四肢缓弱,冒昧昏塞,心胸短气"(《圣济总录》)。"凡使人烦满,喘而吐者,是痹客于肺"(《三因极一病证方论》)。"皮肤无所知觉,气奔喘满"(《济生方》《古今医鉴》)。"皮无所知,烦满时呕气奔痛"(《奇效良方》)。"气喘烦满"(《医学入门》)。"烦满喘呕"(《名医指掌》《顾松园医镜》)。"引胸背,起恶日光""烦满喘而呕也,起畏日光"(《类经》)。"皮肤无所知觉,气奔喘而呕,烦满"(《红炉点雪》)。"肺脉微为肺痹"(《医宗必读》《张氏医通》)。"人有咳嗽不宁,心膈窒塞,吐痰不已,上气满胀,不能下通,人以为肺痹也"(《辨证录》)。"烦满喘呕者,是痹客于肺"(《证治汇补》)。"烦满喘呕,逆气上冲,右胁刺痛,牵引缺盆,右臂不举,痛引腋下,此肺痹之症也""肺痹之脉,寸口脉涩,责之在肺,或见迟弦,寒饮所伤,或见洪数,乃是伤热,浮迟肺寒,沉数里热"(《症因脉治》)。"烦满喘呕者肺也"(《金匮翼》)。"烦满喘而呕也""淫气喘息痹聚肺"(《杂病源流犀烛》)。历代文献描述了肺痹的临床表现。综合文献所述,肺痹主要表现除了皮肤麻木、四肢软弱、肢体肿痛等皮痹表现外,可见喘满烦呕,咳逆上气,喘息气促,胸闷气短,甚至气奔喘满以致昏塞;伴寒热,胸背痛等症。根据证候特点,肺痹相当于弥漫性结缔组织病中呼吸系统损害继发的肺间质纤维化等,已为大多数学者所接受。肺间质纤维化从发病原因分为继发性和特发性两种,引起继发性肺间质纤维化最常见的为系统性硬化症。当系统性硬化症累及肺时,可发生肺广泛纤维变及囊肿性变,以致肺功能不全,出现进行性呼吸困难,部分患者或伴咳嗽、喘促、胸痛等症。除了累及肺,还可累及消化道,表现为食管排空障碍,胃、十二指肠和小肠张力低,蠕动缓慢,故会出现吞咽困难、恶心呕吐等症。这些表现与肺痹的"烦满喘而呕"描述十分相符。另外,如类风湿关节炎、混合结缔组织病、皮肌炎、干燥综合征、系统性红斑狼疮、强直性脊柱炎等风湿类疾病出现肺痹表现者,可参考本病辨证论治。

(二)脉诊

《灵枢》最早论其脉象"脉微大"。《症因脉治》做了最详细的描述:"肺痹之脉……寸口脉涩,责之在肺。或见迟弦,寒饮所伤,或见洪数,乃是伤热,浮迟肺寒,沉数里热。"

(三)肺痹的传变及转归预后

1.肺痹的传变 肺痹传变主要为五脏间传变,即肺痹→肝痹。如《素问·玉机真脏论》曰:"今风寒客于人,使人毫毛毕直……病入舍于肺,名曰肺痹,发咳上气。弗治,肺即传而行之肝,名曰肝痹。"说明在一定条件下,根据五行相克关系,肺痹可传于肝,形成肝痹。

2.肺痹的转归预后 肺痹预后与病情轻重、邪正盛衰、治疗是否及时恰当有密切关系。肺痹初期,风寒内舍,肺脏虚损尚轻,最易治疗。若治疗不当,过用温燥,或调护失宜,由寒转热,灼津炼痰,可以转化为痰热壅阻,痰热脏虚相因,热伤肺气津液,痰热痹壅,祛邪则易伤正,补正则必助邪,虚虚实实,治疗较难,甚则痰瘀交阻,肺失宣降,热灼伤阴气,正虚邪痹,可危及生命。若治疗得法,调护恰当,痰瘀渐消,正气来复,或可向愈。若治疗不当,调护失宜,继损肺气,可转化为肺虚正竭,亦可危及性命。肺虚气痹、肺虚血瘀者肺元气虚损,或肾不纳气者真元虚衰,救治颇难。若治疗得法,调护适宜,患者多带病延年,不易治愈。若治疗失宜,或调护不当,肺肾脱厥,则病每不治。若脏腑功能衰竭,则预后不良,甚至死亡。如《素问·痹论》所述:"痹……其入脏者死,其留连筋骨间者疼久,其留皮肤间者易已。"《素问·阴阳应象大论》也云:"治五脏者半死半生也。"后世医家多宗其说,强调邪入脏难治。如汉·张仲景《金匮要略》曰:"若五脏元真通畅,人即安和;适中经络,未流传脏腑,即医治之。"《中藏经》曰:"入腑则病浅易治,入脏则病深难治。"元·朱丹溪《脉因证治》曰:"邪久而不去,内舍五脏之合,待舍其合,难治矣。"《医学入门》曰:"五痹复感三邪,渐入五脏,卧不起床,泻多食少,亦加中风入脏者死。"《证治准绳》曰:"痹在五脏之合者可治,其入脏者死。"明代张介宾《景岳全书》曰:"若欲辨其轻重,则在皮肤者轻,在筋骨者甚,在脏腑者更甚。"更进一步指出了本病的传变规律及预后:"风入于肺为肺痹,弗治,则肺传之于肝为肝痹;弗治,则肝传之于脾为脾风;弗治,则脾传之于肾曰疝瘕;弗治,则肾传之于心曰瘛;弗治,则心复反传而行之于肺,法当死者是也。"《医宗必读》认为:"在外者祛之犹易,入脏者攻之实难。"《顾松园医镜》曰:"五脏痹显,而难治矣。"《医宗金鉴》曰:"痹在筋骨痛难已,留连皮脉易为功,痹久入脏中虚死,脏实不受复还生。"并解释曰:"痹在筋骨则受邪深,故痛久难已。痹在皮脉则受邪浅,故易治也。凡痹病日久内传所合之脏,则为五脏之痹。若其人中虚受邪,则难治多死,其人脏实而不受邪,复还于外,则易治多生。假如久病皮痹,复感于邪,当内传肺而为肺痹,若无胸满而烦喘咳之证,则是脏实不受邪。"《金匮翼》曰:"大抵显脏症则难治矣。"《杂病源流犀烛》也曰:"五脏之痹……脏症显便不易治。"近代丁光迪曰:"痹证辨治既易亦难。言其易是皮肉筋骨脉,病有定所;言其难是因三气杂至,五体五脏错综为病。"以上是从邪气侵犯的部位、感邪的深浅来说而有不同预后。而本病是否及时正确地治疗也是影响疾病转归及预后的关键,如《素问·玉机真脏论》曰:"今风寒客于人,使人毫毛毕直,皮肤闭而为热,当是之时,可汗而发也;或痹不仁肿痛,当是之时,可汤熨及火灸刺而去之。弗治,病入舍于肺,名曰肺痹,发咳上气。弗治,肺即传而行之肝,名曰肝痹。"说明没有正确治疗,邪气深入内传,治疗愈难,则预后差。

二、肺痿

(一)症状

东汉《华氏中藏经》较早述及:"肺痿则吐涎沫,而咽干欲饮者,为愈。不饮则未痿,又咳而遗溺者,上虚不能制下也。其脉沉浊者病在内,浮清者病在外。肺死,则鼻孔开而黑枯,喘而目直视也。"列举常见症状、疾病顺逆及危候。《外台秘要》中"肺气嗽经久,将成肺痿,其状不限四时冷热,昼夜嗽常不断,唾白如雪,细沫稠黏,喘息气上,乍寒乍热,发作有时,唇口喉舌干焦,亦有时唾血者,渐觉瘦悴,小便赤,颜色青白,毛耸,此亦成蒸"。详细描述了肺痿的症状,概括较为全面。因《金匮要略》将肺痿肺痈同篇论述,所以历代医家大多认为咯吐脓血是"肺痿"的首要症状。宋代《圣济总录》曰:"其证咯唾脓血,胸满短气,咳嗽不止。多痰,或如脓涕,或唾之不能出,时发寒热。肌体羸瘦,是其候也。"宋代陈无择,元代朱震亨提及"肺痿"以便血为表现,如《三因极一病证方论》述其症状"大便如烂瓜、豚脑状"。张从正《儒门事亲》曰:"夫男女年少,面黄身热肌瘦,寒热往来如疟,更加涎嗽不止,或喘满面浮,此名曰肺痿。骨蒸潮热,咳嗽咯脓,呕血而喘,小便涩滞,寝汗不已,渐至形瘦脉大。"补充身形黄瘦、寒热、咯血、汗出等症状。戴启宗《脉诀刊误》曰:"及劳嗽失声,而为肺痿。"指出可能出现失声之症。清代诸多医家在历代论述的基础上加以补充,如胸痛、痰内有红丝等。总结历代文献所述,肺痿临床症状有:咳吐涎沫,咽干口燥,喘息气短,唾血或痰中带血,寒热,汗出,失声,胸痛等。

(二)脉诊特点

《金匮要略》已经明确指出肺痿的脉诊特点是"寸口脉数",宋代崔嘉言《脉诀》解释数脉含义为"寸数虚涩,肺痿之形";明代《古今医统大全》又补充"肺痿脉必浮而弱";清代林佩琴描述死脉"肺痿六脉浮涩而急,或细数无神者死"。总之,所论本病脉诊或虚数,或浮弱,或细数,以虚为本。

(三)发病预后

古代文献中有许多关于本病预后的论述。金人张从正曰:"则变成肺痿……渐至形瘦脉大,虽遇良医,亦成不救。呜呼!人之死者,岂为命耶?"认为当属死证。明代《医学入门》认为属疑难疾病:"唾中红丝,乃是肺痿,难治。"日本丹波元简在《杂病广要》中说:"气喘不休,肺痿并壅者不治。"清代叶天士《叶选医衡》有:"患此必十死八九,最为难治。"均论述本病症为疑难病,

危候,预后差,死亡率高。清代有相关流行病学的记载,《脉诀
汇辨》记有:"谓戊子、戊午、戊寅、戊申四年也。谓乙巳、乙亥二
年也。民病肺痿寒热。"

第四节　治则治法篇

一、肺痿证治法则

　　东汉张仲景在《金匮要略·肺痿肺痈咳嗽上气病脉证治》
中提出治疗虚寒肺痿用"甘草干姜汤以温之"。在具体临证运
用上,历代医家均以温肺益气和滋阴润肺(麦门冬汤)为宗。唐
代孙思邈《千金要方·肺痿》则本《金匮》之旨,在治疗上虚寒可
用生姜甘草汤、甘草汤;虚热可用炙甘草汤、麦门冬汤、白虎加人
参汤,对《金匮》的治法,有所补充。元代朱丹溪认为"肺痿治
法,在乎养血养肺,养气清金"。明代赵献可在《医贯·咳嗽总
论》中指出治疗脾肾的必要性。明代皇甫中在《名医执掌》中提
出对肺痿肺痈的治疗原则:"因外感者,汗之、发之;火者,清之、
降之;痰者,豁之、导之;郁者开之;虚者补之;实者泻之;燥者润
之。"清代李用粹结合朱丹溪之说,对肺痿的辨证论治进行了简
要而系统地归纳:"治宜养血润肺,养气清金,初用二地二冬汤
以滋阴,用门冬清肺饮以收功。"陈士铎在《辨证录》创用"清治
法":"清治者,不可用凉药,又不可用温补,乃改用清平之剂,故
曰清治……治法宜泻其胃中之火,大补其肺经之气,然又不可徒
补其肺中之气,更宜兼补其肾中之水。"喻嘉言将肺痿的治疗要
点概括为"缓而图之,生胃津,润肺燥,下逆气,开积痰,止浊唾,
补真气,散火热"等七个方面,旨在"以通肺之小管,以复肺之清

肃"。这些证治要点,理义精深,非常切合实用。沈金鳌《杂病源流犀烛·肺病源流》进一步对肺痿的用药宜忌做了补充,他说:"其症之发,必寒热往来,自汗,气急,烦闷多唾,或带红线脓血,宜急治之,切忌升散辛燥温热……大约此症总以养肺、养气、养血、清金降火为主。"喻嘉言《医门法律》指出:"肺疾者,其积渐已非一日……大要缓而图之,生胃津,润肺燥,下逆气,开积痰,止浊唾,补真气以通肺之小管,散火热以复肺之清肃。"为了强调"缓而图之"的原则,他还警告:"故行峻法,大驱涎沫,图速效,反速毙,医之罪也!"喻氏之言深得仲景之旨,并进一步发扬光大,实为临床医者当铭记之要言。

二、肺痹证治法则

肺痹早期邪多虚少,以宣痹散邪为主,兼以益气温阳、化瘀祛痰,以标本兼顾;切记肺痹本虚,治应注意兼补脾肺之气,如《辨证录》曰:"治肺痹者乌可舍气而不治乎。但肺虽主气,而补气之药,不能直入于肺也,必须补脾胃之气以生肺气。"后期邪少虚多,治宜急顾正气,需补肺益肾,或益气养阴,随证而施。如《医宗必读》曰:"治外者散邪为急,治脏者养正为先。"严重者肺肾欲竭,阳气将散,当急救回阳,以复生机。

（一）《内经》对肺痹的论治

《内经》对五脏痹的治疗论述主要在针刺方面,提出了重要的治疗原则和方法。"五脏有俞,六腑有合,循脉之分,各有所发,各随其过,则病瘳也。"指出针刺治疗五脏痹,取其俞穴,各分刺之而病可愈。《灵枢·九针十二原》云:"五脏有疾,当取之十二原。十二原者,五脏之所以禀三百六十五节气味也;阳中之少阴,肺也,其原出于太渊。"肺的俞穴与原穴为同一处,为太渊穴。选择其原穴,体现了《内经》治疗五脏痹,重视人体元气的原则。具体操作上,取半刺,如《灵枢·官针》曰:"凡刺有五,以应五脏。一曰半刺,半刺者,浅内而疾发针,无针伤肉,如拔毛状,以取皮气,此肺之应也。"《素问·阴阳应象大论》云:"邪风之至,疾如风雨。故善治者治皮毛,其次治肌肤,其次治筋脉,其次治六腑,其次治五脏。治五脏者半死半生也。"强调早期治疗的重要性以及五脏痹的难治性。

(二)后世医家对肺痹的论治

《备急千金要方》承《内经》之说:"善治病者,初入皮毛肌肤筋脉则治之;若至六腑五脏,半死矣。"强调了早期治疗。并用大露宿丸治"气极虚寒,皮痹不已,内舍于肺";硫黄丸治"气极虚寒,胸中痰满,心腹痛,气急,不下饮食";大前胡汤治"气极伤热,喘息冲胸,常欲自恚,心腹满痛,内外有热,烦呕不安";竹叶汤治"气极伤热,气喘,甚则唾血,气短乏不欲食,口燥咽干"等。《外台秘要》多承袭《备急千金要方》之方,如也用大前胡汤、竹叶汤、麻黄汤、五味子汤等。《太平圣惠方》用大麻仁丸治"肺脏风毒,皮肤结硬";前胡散治"气极,胸膈不利,咳逆短气,呕吐,不下食";麻黄散治"气极,肺虚,上气喘急";五味子散治"气极,寒伤于肺,咳嗽短气,不得息,胸中迫急";诃黎勒丸治"气极,呼吸短气,脏虚腹胀"等。《圣济总录》载有5首肺痹方剂,用橘皮丸治"肺痹上下痞塞,不能息";杏仁丸治"肺痹复感风冷,胸胁满急";当归汤治"肺痹上气闭塞,胸中胁下支满,乍作乍止,不得饮食,唇干口燥,手足冷痛";五味子汤治"肺痹上气发咳";紫苏子汤治"肺痹胸心满塞,上气不下"。另外,用防风汤治"肺中风寒湿,项强头昏,胸满短气,言语声嘶,四肢缓弱,皮肤痹";赤箭丸治"肺感外邪,皮肤痹,项强背痛,四肢缓弱,冒昧昏塞,心胸短气";麻黄汤治"风寒湿之气,感于肺经,皮肤痹不仁"。金·张从正《儒门事亲》强调:"久病不已,内舍其合。若脏腑俱病,虽有智者,不能善图也。"并谴责当时医风不良:"奈何治此者不问经络,不分脏腑,不辨表里。"元代王好古《医垒元戎》用大效牡丹皮散治"五脏虚风及头目不利,不思饮食,手足烦热,肢节拘急疼痛,胸膈不利,大肠不调,阴阳相干,心忪惊悸,或时眩晕、肢节劳倦"。《明医指掌》认为:"五脏痹各有形状之不同,浅深之各异。善治者,审其所因,辨其所形,真知其在皮肤、血脉、筋骨、脏腑浅深之分而调之,斯无危痼之患矣。若一概混为风治而用风燥热药,谬矣!"并用五痹汤治疗肺痹。《证治准绳》曰:"是肺痹而喘治法,或表之,或吐之,使气宣通而愈也。"用五痹汤加半夏、紫菀、杏仁、麻黄治疗肺痹。《医宗必读》《类证治裁》从之。《医门法律》认为:"皮痹不已,传入于肺,则制方当以清肺气为主。"《辨证录》用肺痹汤、助气散痹汤治疗肺痹。《症因脉治》曰:"肺痹之治,火热伤肺者,家秘泻白散;肺气受损,肺虚液少,生脉散加二冬二母;气虚上逆,参橘煎,人参平肺散。"并用知母石膏汤清肺。清代温病学说的发展对肺痹证治有了极大的影响。叶天士认为"温邪郁肺气痹",因此,在辨证治疗上从微苦宣降,微辛开达入手,宣畅气机。他在《幼科要略》中提出"治肺痹应以轻开上"作为总的治疗原则,选药多微苦微辛。如《临证指南医案》曰:"清邪在上,必用轻清气药,如苦寒治中下,上结更闭。"故"一切药品总皆乎轻浮,不用重浊气味……适有合乎轻清娇脏之治也",强调微辛以开之、微苦以降之。《临证指南医案》载肺痹医案15例,对于因风、寒、温热、湿、燥、气等致痹者分别施以不同方药。并善用苇茎汤、葶苈大枣泻肺汤、泻白散治疗肺痹危疴;善用紫菀、枇杷叶、杏仁、瓜蒌皮等辛润通肺治疗肺痹；擅从肺与大肠的表里关系进行辨证论治，使肺痹的辨治更加深入和全面，从而形成一整套独特的治疗方法。《杂病源流犀烛》曰："五脏之痹……宜五痹汤各加本经药。"并认为"有皮肤麻木者，是肺气不行也"，治宜芍药补气汤。《医醇賸义》根据肺胃同病，创立桑朴汤治疗肺痹。

（三）近现代对肺痹的论治

近代张山雷《本草正义》言鸡血藤能"走五脏，宣筋络"，可治疗肺痹。李志铭自拟肺痹汤治疗肺痹，《内经类证论治》对《内经》所论肺痹进行辨证论治，认为《素问·痹论》中所论肺痹分别为肺气痹阻证、肺气受损证与痹聚在肺证，前者治宜宣肺祛邪、补益肺气，方用五痹汤加味，后证治宜宣肺通痹，方用射干麻黄汤；《素问·玉机真脏论》中肺痹为风寒袭肺证，治宜温肺散寒，方用射干麻黄汤；《素问·四时刺逆从论》中肺痹为燥邪独胜证，治宜清燥润肺，方用清燥救肺汤；《素问·五脏生成》中肺痹为水不济火、火灼肺阴证，治宜滋肾水、益肺气，方用麦味地黄汤合生脉散；《灵枢·邪气脏腑病形》中肺痹为热伤肺阴证，治宜清肺养阴，方用泻白散。另外，《实用单方验方大全》用参蛤麻杏膏治疗肺虚气痹证、肺虚血瘀证和肾不纳气证。《咳嗽哮喘验方》用定喘神奇丹治疗肺虚气痹证、肾不纳气证等；用猪肺白及治疗肺虚气痹证；用桃仁粥治疗肺痹之皮肤干燥、大便秘结者。《偏方大全》用黄精冰糖治疗肺虚气痹而肺燥者。《中国基本中成药》用消喘膏穴位贴敷治疗肺痹风寒痹阻证；气喘膏药贴敷治疗肺虚气痹证、肺虚血瘀证。综合文献，肺痹的治疗应把握以下几点：①导药祛邪，邪在肺脏可用桔梗、升麻，在肺经可用葱白、白芷做引导药。②调整肺脏功能，清除因五脏功能失调引起的症状：肺痹的病理改变是肺气闭阻，浊气不降，治疗应调其气机、降其浊气,以解除"烦满喘而呕"之症,可选用薤白、旋覆花、代赭石、桑白皮、杏仁等药物;并注意扶助正气,加用补肺宣肺之黄芪、人参、麻黄、杏仁等。

第五节　方剂药物篇

一、肺痹古代方药

《内经》虽最早有"肺痹"相关论述,但未有治法方药的记载。至宋代《圣济总录》首创治疗肺痹多首方剂,如当归汤、橘皮丸、杏仁丸等,具有一定代表性,后代多遵从之。

当归汤:当归,防风,黄芪,柴胡,细辛,麻黄,人参,杏仁,桂枝,半夏,黄芩

五味子汤:五味子,紫苏子,麻黄,细辛,紫菀,黄芩,甘草,人参,桂枝,当归,半夏

紫苏子汤:紫苏子,半夏,陈皮,桂枝,甘草(炙),人参,白术

金元时期所载方药不多,至明代《症因脉治》创立生脉散加味、泻白散、人参平肺散;《普济方》石膏汤;《证治准绳》五痹汤加味,补充了肺痹方药的内容。

加味五痹汤:人参,茯苓,当归,白芍,川芎,五味子,白术,细辛,甘草,半夏,紫菀,杏仁,麻黄

上述所用药物可以看出:①历代治疗肺痹集中于补肺益气、健脾化痰、活血化瘀等;②肺痹在不同的发展阶段,表现出寒、热、虚、实不同病机,不能拘泥于一方一法治疗。

清代《辨证录》增加肺痹汤、助气散痹汤等,而费伯雄根据肺胃同病,创立桑朴汤。

肺痹汤:人参,茯苓,白术,白芍,苏叶,半夏,陈皮,枳壳,黄连,肉桂,神曲

清代温病学说的发展对肺痹证治有了极大的影响。叶天士认为:"温邪郁肺气痹。"因此,在辨证治疗上从微苦宣降,微辛开达入手,宣畅气机,从而形成一整套独特的治疗方法。他在《幼科要略》中提出,作为总的治疗原则,"治肺痹应以轻开上";用药主张清苦微辛,正是选择微辛以开上,微苦以宣降,适宜肺金轻清娇脏之治。若风寒外袭,肺气壅塞,咳嗽声重,鼻塞脉浮,叶氏必用麻黄、杏仁之类轻清气药宣肺解表;若风温入肺,肺失宣降,咳嗽咽痛,发热胸痹,用药如《温热论》所说,"初用辛凉轻剂,夹风则加入薄荷、牛蒡之属,夹湿加入芦根、滑石之流,或透风于热外,或渗湿于热下,不与热相搏,势必孤矣"。再如燥气上犯,暴凉外侮,肺先受邪,脉浮数,咳喘而呕,宜先清化上气,取微辛微苦之属。有暑湿化气,肺先受病,诸气皆痹,烦喘更加,宜西瓜翠衣、芦根、杏仁、薏苡仁淡渗佐以微辛,正合《内经》治上之法。对内伤肺痹,叶氏善用紫菀、枇杷叶、杏仁、瓜蒌皮等辛润通肺。总之,根据风、寒、温热、湿、燥、气等而成者,分别施以不同方药,与以往治疗明显不同。这极大丰富了治肺痹的方药。

古代文献治疗肺痹的方剂中,止咳平喘、化痰、补益、清热、解表、利水渗湿、理气、活血八类药物的累积频率达到91.08%,是构成治疗肺痹的主要药物。其中止咳平喘、化痰、补益、清热、解表类最常用,累积频率达到70.08%,在治疗中起主要作用。补益药中以补气药为主,占补益药物使用频率的66.04%。使用频率较高的药物如下。

止咳平喘药:杏仁,紫菀,苏子,桑白皮,枇杷叶,葶苈子,款冬花,马兜铃,白前

化痰药：桔梗，贝母，半夏，瓜蒌，竹沥，前胡，竹茹，蛤壳，白芥子，海浮石

补益药：甘草，人参，白术，当归，白芍，黄芪，山药，熟地

清热药：石膏，黄芩，双花，连翘，山栀，天花粉，芦根，丹皮，射干，黄连

解表药：辛温解表——麻黄，生姜，桂枝，细辛，苏叶，羌活，
防风

辛凉解表——桑叶，豆豉，柴胡，牛蒡子，薄荷，菊花

在上述所有药物中，使用频次超过 10 次以上的高频药物有 9 味，依次为：

杏仁（26 次）、甘草（15 次）、桔梗（14 次）、紫菀（13 次）、郁金（12 次）、贝母（12 次）、人参（11 次）、半夏（11 次）、茯苓（10 次）

在这 9 味高频药物中，化痰药 3 味，频次总计 37 次，占 9 味合计频数的 29.84%，有桔梗、贝母、半夏；止咳平喘药 2 味，频次总计 39 次，占 9 味合计频数的 31.45%，有杏仁、紫菀；补益药共 2 味，频次总计 26 次，占 9 味合计频数的 20.97%，有甘草、人参；活血药 1 味，频次 12 次，占 9 味合计频数的 9.68%，有郁金；利水渗湿药 1 味，频次 10 次，占 9 味合计频数的 8.06%，有茯苓。

频率分析结果显示，古代文献中多以化痰平喘、补益、解表、清热为主要治法，推论对本病病因病机的认识主要在于"本虚标实"，本虚以气虚、阴虚为先，标实当以痰、热为主，或初发以表证为要。活血药高频出现，说明考虑到血瘀病机。

二、肺痿古代方药

历代医家治疗肺痿的方药散见于不同的书籍及篇章。

由于认识不同,本病并非作为一个独立的疾病,有时并非专篇而论。治疗肺痿咳嗽,如《普济方》杏仁煎、人参散、知母茯苓汤、天门冬丸、七宝散、蛤蚧散等,《赤水玄珠·肺痿》人参款花膏、人参养肺汤;治疗肺痿喘息,《普济方》地黄汤、白前汤、赤芍药散、半夏肺痿汤,《千金要方》温中生姜汤,《血证论》清燥救肺汤等;治疗肺痿唾涎,《千金要方》生姜甘草汤、桂枝皂荚汤,《普济方》百部散、桑根白皮汤、杏子汤,《圣惠方》桔梗散等。方中比较集中的是养阴类、益气类、清热类药物。历代主要代表方剂如下。

白前汤:白前,桑白皮,生地黄,茯苓,地骨皮,麻黄,生姜

半夏肺痿汤:半夏,生姜,橘皮,白术,桂心

麦门冬饮:麦门冬,地骨皮,小麦

知母散:知母,陈皮,芦根,麦门冬,地骨皮,赤茯苓,甘草,赤芍药,柴胡

天门冬散:天冬,旋覆花,桑白皮,紫菀,生地黄,甘草

人参散:石膏,寒水石,滑石,甘草,人参

人参养肺汤:人参,阿胶,贝母,杏仁,桔梗,茯苓,桑白皮,枳实,甘草,柴胡,五味子

养肺去痿汤:金银花,生甘草,生地,麦冬,紫菀,百部,百合,款冬花,天门冬,贝母,白薇

（一）唐代及唐代以前肺痿方药

古代文献唐代及唐代以前治疗肺痿的方剂中,补益、清热、解表、止咳平喘、理气、温里六类药物的累积频率达到84.66%,是构成治疗肺痿的主要药物。在补益药物的使用上,以补气药为主,补阴药次之,二者占补益药物的94.11%。这一时期使用频率较高的药物如下。

补益药:甘草,人参,大枣,白术,蜜,麦冬,天冬,百合,熟地

清热药:地骨皮,生地,犀角,知母,黄芩,白薇

解表药:辛温解表—生姜,麻黄

　　　　辛凉解表—葛根,柴胡

止咳平喘药:桑白皮,紫菀,白前,百部,葶苈子,杏仁

理气药:陈皮,香附,木香,沉香,丁香

温里药:肉桂,干姜,荜茇

以上分析可以看出,唐代及唐以前以补益、清热、解表和止咳平喘为主要治法,补益药以补气补阴为主,清热药以清退虚热为主,解表药以辛温辛凉为主,止咳平喘药以温肺化饮为主,说明此时期认识以虚证为主,大致分虚热、虚寒证。

(二)宋代肺痿方药

宋代治疗肺痿的方剂中,补益、清热、止咳平喘、化痰、解表、利水渗湿六类药的累积频率达到81.66%,是构成治疗肺痿的主要中药。在补益药物的使用上,仍以补气药为主,补阴血药分量加重,并且开始使用补肾温阳之品。这一时期使用频率较高的药物如下。

补益药:补气药—甘草,人参,黄芪,白术,山药,大枣

　　　　补阴药—天冬,麦冬,百合,玉竹,沙参,鳖甲

　　　　补血药—阿胶,白芍,当归

　　　　补肾阳—蛤蚧,肉苁蓉,补骨脂,阳起石,鹿角胶

清热药:生地黄,地骨皮,栀子,黄芩,赤芍,玄参,知母

止咳平喘:紫菀,桑白皮,白前,葶苈子,杏仁,款冬花,苏子

化痰药:半夏,桔梗,贝母,旋覆花,竹茹,瓜蒌,前胡

解表药:辛温解表—麻黄,生姜,苏叶,细辛,白芷,羌活,

　　　　防风

辛凉解表—柴胡,升麻,桑叶,牛蒡子,薄荷

利水渗湿:茯苓,木通,防己,猪苓

以上分析可以看出,宋代仍以补益、清热、止咳平喘为主要治法,其中补益药中加重了补阴补血的分量,清热药中也以养阴清热为重。温里药比重有所减少,其他如开窍、活血、止血、收涩药等均有涉及,说明宋代对肺痿这一疑难病症进行了多方位的探索,认为其与骨蒸、劳嗽等病机相似,以肺焦热燥、虚热内蒸为主。

（三）元代及元代以后肺痿方药

元代及元代以后治疗肺痿的方剂中,补益、清热、止咳平喘、化痰、解表、利水渗湿六类药的累积频率达到80.83%,仍然是构成方剂的主要中药。在补益药物的使用上,仍以补气药物为主,补阴、补血、补肾温阳之品分量比重变化不大。这一时期使用频率较高的药物如下。

补益药:补气药—甘草,人参,黄芪,白术,山药,大枣,党参

补阴药—麦冬,天冬,百合,玉竹,沙参,鳖甲,黄精,龟板,枸杞

补血药—当归,阿胶,白芍

补肾阳—蛤蚧,续断,鹿角胶,白石英,巴戟天

清热药:生地黄,双花,黄连,黄柏,黄芩,白薇,地骨皮,犀角,栀子,赤芍,玄参,知母

止咳平喘:紫菀,桑白皮,杏仁,款冬花,百部,葶苈子

化痰药:贝母,桔梗,半夏,皂荚,旋覆花,竹茹,瓜蒌,南星,白附子

解表药:辛温解表—麻黄,生姜,苏叶,细辛,羌活,防风

辛凉解表—柴胡,升麻,桑叶,牛蒡子,薄荷,葛根

利水渗湿:茯苓,防己,泽泻,薏苡仁,滑石

以上分析可以看出,元代及元代之后仍以补益、清热、止咳平喘为主要治法,其中补益药较宋代变化不大,仍以补气为主,清热药除养阴清热药外,清热解毒药加重。化痰药加入南星、白附子等祛顽痰之品。补血药中以当归为重,加活血、止血,仍重视血证。其他药类更多涉及,然分量极小。说明元代及以后对这一疑难病症仍有多种认识,主要认为气阴亏虚、燥热痰瘀、久咳劳嗽是主要病机。

纵观全部肺痿方剂中,补益、清热、止咳平喘、化痰、解表、利水渗湿、理气七类药的累积频率达到85.31%,是构成治疗肺痿的主要中药。在补益药当中,仍以补气、补阴药为主,二者占80.74%。

使用频次居前8位的中药中,其常用药物如下。

补益药:补气药—甘草,人参,黄芪,白术,大枣,山药,党参

　　　　补阴药—麦冬,天冬,百合,鳖甲,玉竹,沙参,黄精,龟板,枸杞

　　　　补血药—当归,阿胶,白芍

　　　　补肾阳—蛤蚧,续断,鹿角胶,白石英,巴戟天

清热药:生地黄,知母,栀子,黄芩,地骨皮,双花,黄连,黄柏,白薇,犀角,赤芍,玄参

止咳平喘药:紫菀,桑白皮,杏仁,葶苈子,款冬花,百部

化痰药:桔梗,贝母,半夏,旋覆花,竹茹,瓜蒌,皂荚,南星

解表药:辛温解表—生姜,麻黄,苏叶,细辛,羌活,防风

　　　　辛凉解表—柴胡,升麻,桑叶,牛蒡子,薄荷,葛根

利水渗湿药:茯苓,防己,泽泻,薏苡仁,滑石

理气药:陈皮,枳壳,木香,沉香,香附,丁香

收涩药:五味子,乌梅,罂粟壳

在上述所有药物中,使用频次超过20次以上的高频药物有25味,依次为:

甘草(104次)、茯苓(62次)、人参(60次)、知母(54次)、桔梗(53次)、麦冬(46次)、桑白皮(45次)、生地黄(44次)、紫菀(44次)、栀子(44次)、贝母(42次)、杏仁(42次)、黄芩(36次)、葶苈子(35次)、柴胡(33次)、五味子(32次)、天冬(30次)、百合(30次)、阿胶(28次)、款冬花(26次)、肉桂(26次)、陈皮(25次)、生姜(20次)、当归(20次)、黄芪(20次)25味药合计频数1001次,占肺痿所有用药累积频数的61.49%。

在这25味高频药物中,补益药共有8味,频次总计338次,占25味合计频数的33.77%,有甘草、人参、麦冬、天冬、百合、阿胶、当归、黄芪;止咳平喘药5味,频次总计192次,占25味合计频数的19.18%,有桑白皮、紫菀、杏仁、葶苈子、款冬花;清热药4味,频次总计178次,占25味合计频数的17.78%,有知母、生地黄、栀子、黄芩;化痰药2味,频次95次,占25味合计频数的9.49%,有贝母、桔梗;解表药2味,频次总计53次,占25味合计频数的5.29%,有柴胡、生姜;利水渗湿药一味,频次62次,占25味合计频数的6.19%,有茯苓;收涩药一味,频次32次,占25味合计频数的3.19%,有五味子;温里药一味,频次26次,占25味合计频数的2.59%,有肉桂;理气药一味,频次25次,占25味合计频数的2.49%,有陈皮。

三、现代肺纤维化方药

现代治疗肺纤维化的方剂中,补益、活血、清热、化痰、止咳平喘、解表六类药的累积频率达到83.16%,是构成方剂的主要中药。在补益药物的使用上,以补气药物为主,补阴、补血、补肾温阳之品各占一定比重。这一时期使用频率较高的药物如下。

补益药:补气药—甘草,黄芪,党参,白术,太子参,人参,西洋参,山药,粳米,大枣

补阴药—麦冬,沙参,百合,玉竹,枸杞,天冬,女贞子,黄精,鳖甲,石斛,龟板

补血药—当归,熟地,阿胶,白芍

补肾阳—冬虫夏草,蛤蚧,紫河车,补骨脂,仙灵脾,仙茅,巴戟天,鹿角胶

活血药:丹参,川芎,桃仁,红花,牛膝,三棱,莪术,泽兰

清热药:生地黄,赤芍,石膏,天花粉,双花,连翘,玄参,黄芩,知母,板蓝根,地骨皮,鱼腥草,半枝莲,大青叶

化痰药:半夏,贝母,桔梗,瓜蒌,前胡,竹茹

止咳平喘:杏仁,苏子,紫菀,款冬花,桑白皮

解表药:辛温解表—麻黄,桂枝,防风,苏叶,细辛

辛凉解表—桑叶,柴胡,菊花,升麻,薄荷

在上述所有药物中,使用频次超过 15 次以上的高频药物有 13 味,合计频次 350 次,依次为:甘草(45 次)、黄芪(44 次)、麦冬(39 次)、丹参(38 次)、当归(34 次)、川芎(32 次)、杏仁(19 次)、五味子(18 次)、沙参(18 次)、党参(17 次)、赤芍(16 次)、人参(15 次)、茯苓(15 次)

在这 13 味高频药物中,补益药共有 7 味,频次总计 212 次,占 13 味合计频数的 60.57%,有甘草、黄芪、麦冬、当归、沙参、党参、人参;活血药 2 味,频次总计 70 次,占 13 味合计频数的 20%,有丹参、川芎;止咳平喘药 1 味,频次 19 次,占 13 味合计频数的 5.43%,有杏仁;收涩药 1 味,频次 18 次,占 13 味合计频

次的 5.14% ,有五味子;清热药 1 味,频次 16 次,占 13 味频次合计的 4.57% ,有赤芍;利水渗湿药 1 味,频次 15 次,占 13 味合计频数的 4.29% ,有茯苓。

以上分析可以看出,现代治疗肺纤维化以补益、活血、清热、化痰、止咳平喘为主要治法,其中和肺痹、肺痿治疗一样,补益、清热、化痰、止咳平喘药是主要成分。而活血药物的应用比例高达 14.90% ,说明现代极为重视瘀血致病,虽然其他类药物多有应用,但比例较小,现代主要认为气阴亏虚、瘀血痰热互结是主要病机。

四、部分单味中药治疗肺间质纤维化

(一)黄芩

清肺热首选黄芩,黄芩含有黄芩酮、黄芩素,可抑制肥大细胞脱颗粒,阻断组胺及慢反应物质的释放,具有广泛的免疫调节作用,是治疗肺纤维化有前途的中草药。

(二)丹参

丹参有保护肺毛细血管内皮细胞、肺Ⅱ型上皮细胞的作用,还有降低肺动脉高压的作用,这些重要的药理作用使其不仅对肺纤维化早期形成有一定治疗作用,而且可治疗晚期患者肺动脉高压症,已经证明丹参在预防放射性肺损伤造成的肺纤维化及平阳霉素引起的肺纤维化均有较好的保护作用。有报道丹参的有效单体 IH764 - 3 对博来霉素所致大鼠肺纤维化具有明显的预防和治疗作用,电镜观察证实治疗组肺胶原形成细胞数量、炎性细胞渗出、胶原纤维和弹力纤维都较模型组明显减少。进一步研究表明 IH764 - 3 可抑制肺泡巨噬细胞分泌成纤维细胞生长因子,并对肺泡巨噬细胞刺激成纤维细胞增殖有阻断或抑制作用。有人观察丹参及超短波电疗对平阳霉素引起肺纤维化有保护作用。

(三)川芎、当归

戴氏等对博来霉素造模大鼠腹腔注射川芎嗪注射液、当归注射液,并设正常组及模型组,各组均于 4 周后处死,做组织病理学检查,并用电子计算机图像分析仪进行肺泡炎和肺间质纤维化定量分析,结果川芎嗪治疗后肺泡炎和肺间质纤维化明显减轻,当归次之。提示中药川芎、当归治疗肺间质纤维化疗效满意,副作用小,为肺纤维化的中药治疗提供了依据。

(四)甘草

《金匮要略》中甘草干姜汤"治肺痿吐涎沫而咳者,其人不渴,必遗尿,小便数。所以然者,以上虚不能制下故也。此为肺中冷,必眩,多涎唾,甘草干姜汤以温之"。甘草中含有大量甘草次酸,有类肾上腺皮质激素作用,可抑制 IgE 和组胺合成。临床应用有止咳平喘、抗过敏、抗炎等诸多药理作用,是治疗肺纤维化的中草药,但用量不宜过多(不超过 10 克),长期大量应用可引起水肿及胃酸过多。

(五)秋水仙碱

本药在体外和动物模型中可抑制胶原形成和调节细胞外基质;在结节病或肺纤维化患者培养的肺泡巨噬细胞中,也可抑制巨噬细胞源性生长因子和纤维连接素的释放。口服秋水仙碱 0.6 mg,每天 1 次或 2 次,用于 IPF 的治疗或对激素抵抗的患者,可单用或与免疫抑制剂合用。

(六)雷公藤

钟氏等观察雷公藤 T4 单体腹腔注射对肺纤维化模型大鼠肺组织病理及肺羟脯氨酸含量的影响,结果表明雷公藤 T4 单体可使肺泡炎和肺纤维化程度有所减轻,并使肺羟脯氨酸含量下降,说明 T4 单体具有一定的抗肺纤维化的疗效。

（七）苦参碱

苦参碱对肺间质纤维化大鼠的保护作用。苦参碱能减轻 BLM 诱导的大鼠肺纤维化,这种作用有可能通过改善 BLM 大鼠体内氧化应激状态,减轻肺间质纤维化大鼠 PBMCs 的 DNA 损伤来实现。

（八）桑叶

桑叶治疗丝虫病晚期形成的象皮腿取得疗效,可减少纤维增生和组织机化,有人已将其用于本病的治疗。

（九）半夏

半夏有止咳、化痰作用,在小青龙汤、杏苏散、射干麻黄汤、苏子降气汤、清气化痰汤、涤痰汤、金水六君煎中均有此药,用于矽肺纤维化的防治取得了较好的疗效。

另外,防己科植物粉叶轮环藤中提取的酚性生物碱成分对大鼠实验性矽肺有较强的抑制胶原纤维形成的作用。从贵州细叶十大功劳叶中提取的生物碱,中草药桑白皮、柴胡、葛根、厚朴等对本病均有较好的治疗作用。以上药物选用的原则,仍以辨证治疗为主。

五、中医药治疗肺间质纤维化临床研究进展

（一）正虚与肺间质病

正气亏虚贯穿于疾病的始终。本虚标实是肺间质纤维化的基本病机,但肺脾肾虚是根本。随着疾病进展,晚期还会影响到心,导致心气虚;而正气虚损又是痰瘀形成的重要因素,肺脾肾虚津液调节代谢失常,津液不归正化,停聚于体内成痰湿,痰阻

脉道致瘀血阻滞,而肺气虚治节失司,无力推动血脉正常运行;脾气虚不能统摄血液的正常运行,血溢脉外而成瘀血;肾为气之根,肾气虚则摄纳无力,气不能正常运行,则加重瘀血,而晚期心气亦虚,推动血行无力,致使病情迅速进展,故认为正气亏虚是间质性肺病的始动因素,也是其发病关键,各种内外因素导致瘀、痰、毒互结是其重要病理因素。

(二)补益类药物对肺纤维化的作用

黄芪性微温,味甘,入肺脾经,功能益气固表、托脓生肌、利水消肿。蔺兴遥等研究比较了黄芪黄酮与红芪黄酮对肺间质纤维化大鼠肺功能的影响,结果发现,与模型组比较,红芪黄酮及黄芪黄酮组大鼠的肺泡通气量、分钟通气量及动态肺顺应性均较模型组明显增高($P < 0.01$ 或 $P < 0.05$),而红芪黄酮组的动态顺应性明显较黄芪黄酮组升高($P < 0.05$),研究结果表明黄芪及红芪黄酮均能改善肺间质纤维化大鼠肺功能,而红芪黄酮更优。动物实验研究发现,微血管内皮生长因子(VEGF)及其受体(VEGF R2)在肺间质纤维化大鼠模型肺组织微血管新生中有着重要的作用,而微血管过度新生对肺间质纤维化有明显的促进作用,李娟等进一步对红芪黄酮抗纤维化机理研究表明,红芪黄酮可能通过抑制 VEGF 及其受体的过度表达,从而抑制了微血管的病理性过度增生,最终达到抗纤维化的目的。

红景天性寒,味甘涩,入肺经,功能益气养血、清肺止咳。王媛媛等观察了红景天分别在治疗肺纤维化大鼠7、14、28 天后,对肺纤维化大鼠基质金属蛋白酶 – 2(MMP – 2)与金属蛋白酶组织抑制剂 – 1(TIMP – 1)表达的影响,结果发现,在每个时间点,经过红景天治疗的肺纤维化大鼠肺组织 MMP – 2、TIMP – 1 的表达均明显低于模型组($P < 0.01$),而红景天还能通过调整

MMP－2 和 TIMP－1 的比值,使其达到平衡状态,发挥其抗纤维化的作用。

生地性寒,味甘苦,入心、肝、肾经,功能养阴生津、清热凉血。闫国良等应用生地注射液治疗肺间质纤维化患者,结果发现生地注射液能够明显改善患者气短、咳痰症状及患者活动耐力,并明显提高患者动脉血氧分压。张炜等进一步就生地治疗肺纤维化的作用机理进行研究表明,生地可能通过减少肺纤维化大鼠肺组织 TGF－βR 的表达,来抑制肺纤维化大鼠肺组织Ⅰ、Ⅲ型胶原纤维的异常增生。

肺痿冲剂:疏欣杨等观察了肺痿冲剂(由西洋参、山茱萸、麦冬、三七粉、白果、五味子、紫菀等药物组成)对特发性肺间质纤维化患者症状、肺功能、生活质量及活动耐力的影响,结果显示,肺痿冲剂能够明显提高患者一氧化碳弥散量、改善患者症状及活动耐力、提高患者生活质量。李颖等进一步就其作用机理进行研究发现,肺痿冲剂可能通过抑制上皮细胞的异常增殖及凋亡来达到延缓肺纤维化进展的目的。

天晴汤:侯健等在大量临床实践的基础上自拟天晴汤(人工冬虫夏草粉 2 g 冲服,西洋参 6 g,薏苡仁 30 g,瓜蒌、浙贝母、桃仁、黄芩、知母各 10 g,川芎 10 g,桑白皮 15 g,苏子 15 g,橘红、款冬花各 10 g,甘草 6 g)治疗肺间质纤维化,疗效显著。临床研究表明,采用天晴汤治疗总有效率 88.46%,而对照组(金水宝和血府逐瘀胶囊)总有效率 34.62%,有显著性差异($P <$ 0.05),且临床观察过程中未出现不良反应。

养阴清肺汤:顾燕兰采用气管内滴注博来霉素造成肺纤维化大鼠模型,研究养阴清肺汤(麦冬,生地,丹皮,贝母,生甘草,薄荷,炒白芍,玄参)对肺纤维化大鼠转化生长因子－$β_1$ 的影

响,结果表明,养阴清肺汤能够通过降低实验性大鼠肺组织
TGF-β_1水平减轻肺纤维化大鼠肺泡炎及肺纤维化,从而达到
治疗肺纤维化的目的。

参七虫草胶囊:动物实验研究证实具有补肺肾、活血功效的
参七虫草胶囊(冬虫夏草、西洋参、三七)能够抑制实验性肺纤
维化大鼠肺组织 TGF-β_1mRNA、MMP-9、TIMP-1 的表达水
平,并通过调节 Th1/Th2 细胞因子失衡达到抗纤维化的作用,效
果优于泼尼松,副作用小。陈炜等应用参七虫草胶囊治疗肺纤
维化患者 19 例,并与口服泼尼松患者进行对照,结果证实参七
虫草胶囊组临床总疗效优于泼尼松组,参七虫草胶囊能明显改
善患者肺功能,并能显著抑制患者外周血 TGF-β_1 水平。

润肺治纤汤:李伟等用润肺治纤汤(麦门冬、丹参、黄芪、银
杏叶等中药组成)干预肺纤维化大鼠,结果发现,肺纤维化大鼠
肺组织可能通过抑制羟脯氨酸异常增生而发挥抗纤维化作用。
肌成纤维蛋白含有 α-平滑肌肌动蛋白(α-SMA),故 α-SMA
水平的高低可反映胶原纤维的沉积程度。耿义红等研究了中药
养肺活血方(沙参、川芎、丹参、五味子、鬼箭羽)及其拆方对实
验性肺纤维化大鼠的影响,结果表明,养肺活血全方可明显抑制
肺组织 α-SMA 的表达,其效果优于各拆方组及地塞米松组,证
实养肺活血方能够通过抑制胶原纤维的过度增殖来治疗肺纤维
化的作用。

肺通口服液:樊茂蓉等应用随机、多中心、阳性药、双盲双模
拟的临床试验方法观察肺通口服液治疗特发性肺间质纤维化患
者的临床疗效,240 例特发性肺间质纤维化患者随机分为肺通
口服液大、小剂量组和对照组,对照组采用泼尼松口服治疗,结
果发现,大剂量肺通口服液能够明显改善患者生活质量,且优于

泼尼松及肺通口服液小剂量($P < 0.05$),在 PaO_2、TLC、DLCO、疾病总疗效、6 分钟步行试验方面的疗效均优于对照组及肺通口服液小剂量组。张欣等研究发现,肺通口服液可能通过抑制大鼠中性粒细胞弹性蛋白酶(NE)含量,减少大鼠炎性细胞渗出及胶原沉积,最终减轻肺纤维化大鼠肺泡炎及肺纤维化程度,并优于氢化可的松。

(三)肺络闭阻,痰瘀阻滞是肺纤维化的重要病机

从发病过程来看,肺纤维化起病隐匿,病程日久,缠绵难愈。符合络病学说"久病入络"特点。从病变部位而言,肺纤维化其"间质"并非仅指单纯肺的间质(如结缔组织、血管、淋巴管、淋巴结和神经等),还包括肺泡上皮细胞、血管内皮细胞等的实质。其病变的发生不仅限于肺泡壁,也可以波及细支气管领域,颇似络病学说中的肺络病变,既侵犯了络脉(肺实质),又累及了脉络(肺间质)。从病理特征而言,肺纤维化是以肺泡间质炎症细胞(单核/巨噬细胞、中性粒细胞、淋巴细胞)浸润、纤维母细胞增生和肺泡间质纤维结缔组织沉积为特征的免疫介导的慢性炎症性疾病,与络病学说肺络痹阻征象类似。从发病机制来看,由于细支气管领域和肺泡壁纤维化使肺的顺应性降低导致肺容量的减少和限制性的通气障碍。此外,细支气管的炎性改变以及肺小血管的闭塞引起通气/血流比例失调和弥散功能降低,最终发生低氧血症及呼吸衰竭。此与络病学说的络脉痹阻和络虚不荣病机恰相吻合。

1.瘀血内阻是肺纤维化形成的重要基础

肺纤维化的中医病机认识从最早的瘀血证到肺络闭阻证,再到干血、肺络癥瘕。治疗从简单的活血化瘀法,应用川芎嗪、丹参、当归、三棱、莪术、桃红四物汤、补阳还五汤、血

府逐瘀汤；进一步深入到肺络，而应用了辛香通络法，如旋覆花汤、虫类药及藤类药；到应用攻积缓中、软坚散结法，如大黄䗪虫丸、鳖甲煎丸，说明对肺纤维化肺络痹阻、痰瘀阻滞的病机认识不断深入。

人到中年之后正气逐渐亏虚，而肺间质纤维化大多发病于50岁以后，加之外感与内生邪毒侵袭人体，导致正气损耗，故正虚为其重要发病因素，正虚无力推动血行而致瘀血阻滞，病情缠绵难愈、进行性加重、病程长；肺间质纤维化疾病后期纤维组织增生明显，毛细血管减少或闭塞，瘀血干结难治，其病机为正虚瘀血闭阻肺之络脉。肺间质纤维化呈进行性进展，疾病进一步发展，正气进一步耗损，气虚血行不畅、津液输布无权，则顽痰瘀血阻滞体内，此时邪实突出，是病情急性加重的病理基础，疾病缠绵不愈、反复加重，进行性进展，预后差；终至肺间质纤维化晚期，患者肺脏气津两枯，气血不能正常运行导致多脏腑功能失调。由上可知气血病变贯穿于肺间质纤维化发生发展的全过程。

2. 活血类药物对间质性肺病的作用

当归性温，味甘辛，入心、肝、脾经，功能补血、活血、滑肠、调经。郭广松等经气管内灌注博来霉素造成肺纤维化模型，并予以当归注射液治疗，结果发现，当归注射液能显著降低肺纤维化大鼠肺组织中Ⅰ型及Ⅲ型胶原蛋白沉积，抑制肺间隔中 α - 平滑肌肌动蛋白异常增生，下调 CTGF-mRNA 水平，从而抑制肺成纤维细胞增殖及胶原合成，减轻肺组织纤维化程度。

龙血竭性温平，味甘咸，入肺脾肾经，功能活血散瘀、止痛消肿、软坚散结。聂莉等通过实验研究发现，肺间质纤维化模型大鼠在造模后第 2 天给予龙血竭灌胃治疗，28 天后，大鼠肺组织肺泡间隔增厚较模型组明显减轻,细胞浸润较模型组明显减少,而肺组织中Ⅰ型胶原蛋白表达明显少于模型组,且 TGF-β_1 mRNA 的表达明显低于模型组($P < 0.01$),说明龙血竭可能通过下调转化生长因子 β_1 mRNA 表达,致使Ⅰ型胶原蛋白表达减少,从而治疗肺间质纤维化。

银杏叶性平,味苦、甘及涩,入肺、脾及心经,功能活血化瘀、敛气平喘。研究证实,银杏叶提取物能够通过抑制肺纤维化大鼠血清 TGF-β_1 及 PDGF 等细胞因子的表达、清除自由基从而发挥其抗氧化作用;抑制血管内皮生长因子(VEGF)异常增生及改善肺纤维化患者的高凝状态等,从而发挥其抗纤维化的作用。

丹芍化纤方:谢汝佳等通过观察丹芍化纤方对实验性肺纤维化大鼠肺组织丙二醛(MDA)、超氧化物歧化酶(SOD)及核转录因子-KB(NF-KB)水平的影响,发现丹芍化纤方可以明显抑制纤维化大鼠肺组织 NF-KB 蛋白水平及 MDA 含量,并且上调 SOD 活性。因此丹芍化纤方抗纤维化作用可能与抑制肺组织 NF-KB 表达及抗氧化有关。

肺纤灵Ⅱ:展瑞等研究证实,肺纤灵Ⅱ(三七、丹参及冬虫夏草提取物)通过提高肺纤维化大鼠肺组织谷胱甘肽(GSH)活性及血清总抗氧化能力(T-AOC),发挥其抗氧化作用,并通过降低肺纤维化大鼠肺组织 HYP 含量抑制胶原纤维增生。

3.肺络闭阻是肺纤维化病机认识的深入发展

有学者近年来从络病理论来论治肺间质纤维化,认为从肺间质纤维化发病机制来看,肺间质病变指的是肺泡与肺泡之间的纤维结缔组织、血管、淋巴管、神经等的病变,符合中医络脉的病变范畴,指出其病变在血络与气络,而间质性肺病起病隐匿、缠绵难愈、进行性加重及病程较长的特点与久病入络不谋而合。其病因仍为外感之邪入里侵袭肺脏,或内生痰浊、瘀血、热毒等阻滞肺络,或体弱正虚导致气血亏虚而不荣肺络致病。益肺肾,化痰瘀,通肺络之法实乃治疗肺纤维化之根本法则。马君等发现:肺纤维化大鼠 BALF 中 HA、LN 含量从不同侧面反映疾病活动状况,补气通肺汤(党参、黄芪、沙参、麦冬、丹参、当归、川芎、黄芩、桑白皮、甘草等)能明显减轻肺纤维化的病理改变,降低HA、LN 的水平,从而对肺纤维化有防治作用。

(四)应用藤类药物治疗肺纤维化

祛风通痹药物如威灵仙、丝瓜络、海风藤、青风藤等常被应用于肺纤维化的治疗。《本草便读》云:"凡藤蔓之属,皆可通经入络。"藤类中药多有补虚荣络、搜风剔邪、活血化瘀、清热解毒、息风通络、消积等功效,且藤蔓之属,缠绕蔓延,犹如网络,纵横交错,无所不至,为治疗络病之佳品。研究认为藤类中药成分中含有的多种化学衍生物可表现出抗炎止痛,抑制体液免疫,抗过敏,抗变态反应等作用。

1. 威灵仙

《本草正义》言:"威灵仙,以走窜消克为能事,积湿停痰,血凝气滞,诸实宜之。"其味辛行散,性温通利,通行十二经脉,既能祛风除湿,活血除痹,舒筋脉之拘挛,又能治心隔痰水久积。《药品化义》曰:"灵仙,性猛急,盖走而不守,宣通十二经络。"王书臣教授提出通痹活血、益气养阴法,并最早应用疏风通络之品取得了很好的疗效。动物实验表明,肺纤平(威灵仙、络石藤、川芎、沙参、黄芪、五味子、紫菀、甘草等)能抑制 TNF - α 水平,通过调节 MMP - 1/TIMP - 1,抑制 Ⅰ 型胶原、Ⅲ 型胶原增生,改善大鼠实验性低氧血症;降低血清白细胞介素 - 6(IL - 6)的浓度,并能够明显改善患者气短气急、干咳、疲倦乏力及胸痛胸闷症状,使其生活质量明显提高。在此基础上,进一步加入软坚化痰药物组成了肺纤通方(旋覆花、海浮石、威灵仙、鳖甲、三棱、莪术、黄芪等)。临床研究发现,此方可以明显改善肺纤维化患者的咳嗽喘息、气短气急等症状,提高患者生活质量,增加活动耐力。相关的动物实验研究也证实,肺纤通方可减少 I 型、Ⅲ型胶原的表达,抑制细胞外基质过度表达,延缓肺泡炎进展为肺间质纤维化的过程。肺纤通方及其拆方研究显示,肺纤通方还可能具有纠正肺间质纤维化过程中的干扰素(IFN-γ)分泌不足及白细胞介素 4(IL-4)过量的作用,从而达到改善肺间质纤维化的 Th1/Th2(抑制成纤维细胞的增殖和纤维组织生成的 Th1型细胞因子与促进成纤维细胞活化增生的 Th2 型细胞因子比例)失衡的目的。其中含有旋覆花的拆方组较其他拆方组改善明显,与活血药、软坚药配伍后疗效显著增强,肺纤通方全方组疗效最好。李艳艳等以肺痹通方(威灵仙、黄芪、川芎、沙参、紫菀、百部、甘草等)治疗特发性肺间质纤维化患者 26 例,疗程 12周。临床研究显示,肺痹通方能够明显改善患者气短气急、疲倦乏力及干咳等症状,稳定肺功能,并明显提高患者的生活质量,疗效明显优于泼尼松,且未见毒副作用。

2. 虎杖

《名医别录》云:"主通脉,破留血症结。"《千金方》治经闭不通,结瘕,腹大如鼓,以本品配瓜根、牛膝。虎杖另有利湿退黄之效,用于治湿热黄疸及淋浊带下等。利用其清热解毒的功效治水火烫伤,疮痈肿毒,毒蛇咬伤等。虎杖具有化痰止咳的作用,常被用来治疗肺热咳嗽。此外,还可泻热通便,治热结便秘。现代研究发现虎杖能够干预肺纤维化的形成。目前认为 Th1/

Th2 细胞因子失衡是纤维化的发病机制之一,当 Th1 应答不足且 Th2 过应答时可导致纤维化发生。干扰素 – γ(INF – γ)、肿瘤坏死因子 – α(TNF – α)等是 Th1 型标志性细胞因子,白细胞介素 – 4(IL – 4)、转化生长因子 – $β_1$(TGF – $β_1$)等是重要的 Th2 细胞因子。虎杖在用药初期对 IL – 4 有抑制作用,中期具有较强的 IFN – γ 诱生作用,同时抑制 IL – 4 的表达,后期对 IFN – γ 仍有调节作用,但不再对 IL – 4 有抑制作用。即虎杖能够通过促进 IFN – γ 的分泌以及对 IL – 4 的抑制,调节 Th1/Th2 细胞因子间的平衡,减轻肺泡炎和肺纤维化病变。虎杖还能够减少肺组织中羟脯氨酸的含量,即通过下调 TGF – $β_1$ 的表达,抑制胶原蛋白的合成,进而减轻肺纤维化大鼠的炎症反应和肺纤维化进程。通过观察虎杖对肺纤维化大鼠肺组织基质金属蛋白酶 – 2(MMP – 2)和组织基质金属蛋白酶抑制剂 – 2(TIMP – 2)表达的影响,发现虎杖对不同程度的肺纤维化组织中的 MMP – 2 和 TIMP – 2 都有抑制作用,且对 TIMP – 2 的抑制作用相对更强,则 MMP – 2 的活性相对增强,促使过度沉积的细胞外基质降解,从而减缓肺纤维化进程。此外,发现肺组织和巨噬细胞内 STAT1 的异常活化被虎杖抑制,阻断了肺泡炎的发生,从而抑制或延缓了肺纤维化的形成。

(五)应用虫蚁通络法治疗肺纤维化

《血证论》指出"须知痰水之壅,由瘀血使然""血积既久,亦能化为痰水",对于肺络中的瘀血浊邪,草木之品往往难以奏效,故需倚重虫类药物直入肺络以搜络逐瘀,常用药物包括水蛭、地龙、蜈蚣等以清利络中痰浊与瘀血。

应用虫类药物活血通络治疗顽固性疾病始于仲景,以大黄蟅虫丸治疗虚劳,鳖甲煎丸治疗疟母,另有抵当汤、下瘀血汤等破血通络之法,实开虫类药物通络方药治疗络病之先河。活血化瘀药物如当归、丹参、川芎等,对肺纤维化均有不同程度的改善。但经年累月,气血不足,脏腑亏虚,败血凝痰,混处经络,病根深伏,缠绵难愈,属沉疴痼疾,自非归、芍等草木之品所能取效,反易耗散真气,必借虫类药物蠕动之力,嗜血之性,走窜攻冲,飞者升,走者降,灵动迅速,搜邪剔络,松透病根伏邪,搜剔络中混处之瘀浊,令血无凝著,而达气可宣通的目的。

1. 水蛭

《神农本草经》云:"味咸平,主逐恶血,瘀血内闭,破血瘕聚无子,利水道。"《本草经百种录》云:"水蛭最喜食人之血,而性又迟缓善入,迟缓则生血不伤,善入则坚积易破,借其力以攻积久之滞,自有利而无害也。"张锡纯认为"凡破血之药,多伤气分,惟水蛭味咸专入血分,于气分丝毫无损,而瘀血默消于无形"。故水蛭"在破血药中功列第一,只破瘀血而不破新血"。

2. 蜈蚣

性温,味辛,有毒,有通络散结、息风镇痉的功用。《医学衷中参西录》云:"蜈蚣,走窜之力最速,内而脏腑,外而经络,凡气血凝聚之处皆能开之。"所以,现代也常用蜈蚣治疗肺纤维化。邹吉利通过实验发现,蜈蚣粗提物和多肽单体有抑制环氧化酶和花生四烯酸产生的作用,并且可能通过抑制 5-脂氧化酶或阻断前列腺素的合成而起到抗炎的作用。樊茂蓉等通过动物实验证实,凝血纤溶失衡可以导致肺纤维化形成,更倾向于促凝血和抗纤维蛋白溶解。陈少鹏等对小鼠腹腔连续 7 天注射少棘蜈蚣体内的纤溶酶,测定小鼠凝血功能的变化。结果显示,少棘蜈蚣体内的纤溶酶对小鼠 APTT 及 TT 均有延长作用,证实其有明显的溶栓效果。

3. 地龙

地龙最早可见于《神农本草经》,性味咸、寒,归肝、脾、膀胱经,具有平肝息风、清热止痉、通络、平喘、利尿的功效。研究认为地龙的平喘止咳功效与地龙中的次黄嘌呤、琥珀酸等有效成分有关。当肺内纤维母细胞受到理化刺激后,会分泌产生胶原蛋白进行肺间质组织的修补,若过度反应及过度修补可造成肺纤维化,故肺纤维化也是肺脏受到刺激后,人体过度修复的结果。药理研究表明地龙具有解热、缓解支气管平滑肌痉挛、抗纤维蛋白原的作用,因此地龙对肺纤维化具有很好的疗效。盛丽等研究表明,地龙可以在不同程度上减轻肺泡炎症及纤维化改变,尤其是在晚期肺纤维化形成阶段明显好于对照组。

4. 肺纤煎

王丽新等研究证实肺纤煎(吴银根教授的经验方:党参、黄芪、沙参、麦冬、制半夏、黄芩、三棱、莪术、蜈蚣、全蝎)可明显改善患者咳嗽、喘息及胸闷等主要症状,延长患者6分钟步行距离及提高患者生活质量。

5. 抗纤益肺胶囊

赵勤萍等应用抗纤益肺胶囊(太子参、黄芪、陈皮、茯苓、生牡蛎、赤芍、当归、川芎、浙贝母、地龙、鳖甲等)联合泼尼松治疗特发性肺间质纤维化患者50例,治疗6周,并与泼尼松进行对比,结果证实,治疗组有效率58%,显效率36%,对照组有效率50%,显效率24%,治疗组明显优于对照组($P < 0.05$),治疗组患者生活质量明显高于对照组($P < 0.05$)。

6. 鳖甲煎丸

唐志宇等应用气管内注入博来霉素造成肺纤维化大鼠模型,并予以不同剂量的鳖甲煎丸及醋酸泼尼松灌胃治疗,研究鳖甲煎丸抑制肺纤维化的作用机理。结果发现,鳖甲煎丸中、高剂量组肺纤维化程度较模型组明显减轻,与醋酸泼尼松相似,从给药第 14 天开始,鳖甲煎丸中、高剂量组外周血 CTGF 水平较模型组明显下降,但与醋酸泼尼松无差异,说明鳖甲煎丸可能通过下调 CTGF 含量来阻断胶原纤维的过度增殖,进而延缓肺纤维化的进程。

7. 化瘀理肺方

李飞等研究发现,化瘀理肺方(丹参、当归、水蛭、黄芪、补骨脂、地龙、半夏、薏苡仁、鱼腥草等)能够明显减轻肺纤维化大鼠肺泡炎症,防止胶原纤维过度沉积,并通过下调 Smad 3 蛋白水平,上调 Smad 7 蛋白水平,从而抑制 MMP - 2/9 活性而达到抗纤维化的目的。

8. 益气通络解毒汤

梁俊晖等应用益气通络解毒汤(补骨脂、黄芪、南沙参、穿心莲、土鳖、地龙等)对肺纤维化模型大鼠进行干预,结果发现,益气通络解毒汤不能逆转纤维化,但能抑制成纤维细胞增生或加快其凋亡,从而延缓肺间质纤维化的进行性加重。

(六)辛香通络法治疗纤维化

旋覆花汤出自《金匮要略》,由旋覆花、新绛(茜草)、葱茎组成,主治肝着、半产漏下。张燕萍等以此方为基础组成肺纤通方,用于治疗肺络闭阻型肺间质纤维化,为中医药治疗肺纤维化提供新的思路。

近年来,很多医家对旋覆花汤及其主药旋覆花治疗纤维化进行了诸多实验研究,证实旋覆花汤可以抑制胶原蛋白的异常增殖,具有抗纤维化的作用。研究证实旋覆花汤治疗组大鼠肝组织中胶原蛋白形成量明显减少,表明了旋覆花汤有抗实验性肝纤维化作用。药理研究证实,旋覆花具有抑制成纤维细胞增殖和抑制胶原合成的作用,可以阻止纤维化病理过程。不同浓度的旋覆花提取物能抑制成纤维细胞的增殖。研究证实旋覆花具有抗纤维化的作用,如槲皮素具有抑制成纤维细胞增殖、抑制胶原合成以及抗氧化损伤等作用,从而抑制器官和组织纤维化病理过程。

旋覆花味咸,性温,入肺、肝、胃经,功能消痰、下气、软坚、行水,《别录》曰:"消胸上痰结,唾如胶漆,心胁痰水⋯⋯风气湿痹。"赵平等通过对旋覆花化学成分的研究发现,旋覆花中含有槲皮素,而槲皮素通过阻止氧化损伤、抑制成纤维细胞增殖,从而抑制胶原合成。王昌明等观察到,肺纤维化大鼠通过腹腔内注射槲皮素能够减轻肺组织脂质过氧化物、羟脯氨酸含量。以上研究表明,旋覆花对肺纤维化有一定的治疗作用。

(七)宣肺化痰治疗间质性肺病

1.达络肺仙饮

张雪等自拟具有宣肺止咳、清热化痰作用的达络肺仙饮(炙麻黄、白果、炒杏仁、黄芩、桔梗、浙贝母、川芎、生甘草等)配合泼尼松治疗特发性肺间质纤维化患者 30 例,治疗 3 个月后症状有明显改善($P < 0.05$),肺一氧化碳弥散量有增高的趋势,但无显著性差异,结果显示达络肺仙饮为提高肺纤维化患者的生活质量提供了新的治疗思路。

2.宣肺止嗽合剂

李志君等采用中西医结合的方法(泼尼松加宣肺止嗽合剂)治疗特发性肺间质纤维化患者 50 例,并与单用泼尼松进行对比,治疗组总有效率 86%,对照组 48%,治疗组明显优于对照组($P < 0.01$)。治疗前后肺功能比较:治疗组肺活量(VC)明显

提高($P < 0.05$),动脉血氧分压无明显变化。宣肺止嗽合剂由百部(蜜炙)、紫菀(蜜炙)、荆芥、鱼腥草、前胡、薄荷、桔梗、陈皮、罂粟壳(蜜炙)、甘草(蜜炙)组成,具有较好的祛痰止咳功效,试验结果证实,宣肺止嗽合剂联合醋酸泼尼松治疗特发性肺间质纤维化,能有效地改善患者症状及肺功能,从而改善患者生活质量。

3. 清肺化痰法

宋培等观察了清肺化痰活血之中药汤剂(黄芩10 g、鱼腥草25 g、金荞麦15 g、瓜蒌20 g、半夏10 g、海浮石30 g、桑白皮15 g、炙紫菀10 g、杏仁10 g、麦门冬20 g、僵蚕10 g、地龙10 g、甘草6 g)治疗肺纤维化患者(痰热壅肺型)的疗效,对照组27例予以乙酰半胱氨酸胶囊口服及对症治疗,治疗组54例在西药治疗的基础上加用清肺化痰活血的中药汤剂,结果显示,6分钟步行距离、动脉血氧分压及肺功能中一氧化碳弥散量治疗前后差值比较,治疗组均优于对照组($P < 0.01$),说明清肺化痰法治疗痰热壅肺型特发性肺(间质)纤维化具有较好的临床疗效。

麻黄和五味子:麻黄性温,味辛、微苦,入肺、膀胱经,功能宣肺平喘、解表消肿。五味子性温,味酸,入肺、肾及心经,功能滋肾敛肺、生津止汗。研究已证实,微小血管的损伤及增生与纤维化密切相关,而肺小动脉血管内径(ID)及中膜核密度(ND)能够直观地反映肺部小血管的病理变化。翟华强等造成大鼠肺纤维化模型,并将大鼠分为空白组、模型组、麻黄组、五味子组及麻黄+五味子组,分别予以相应的药物治疗后,观察各组ID、ND及微血管密度(MVD),结果发现五味子通过降低ND,麻黄通过升高ID来达到减轻微血管损伤的目的,而五味子联合麻黄可有效地抑制肺部微小血管的异常增生。

柴胡渗湿汤:毛峪泉等认为肺脏位于半表半里,肺经属三焦少阳,肺间质纤维化患者肺气虚损,气虚则水液代谢失调,输布失司,则水湿、津液聚而成痰饮,强调湿邪是其病理因素,治疗以和解渗湿为法,同时健脾以杜绝生痰之源,自拟柴胡渗湿汤(由柴胡、黄芩、姜半夏、党参、石苇、杏仁、冬瓜仁、薏苡仁、茯苓、车前草、鱼腥草、生石膏、炙甘草组成)干预肺间质纤维化大鼠,结果发现柴胡渗湿汤能够通过抑制大鼠肺组织 MMP-9、TIMP-1 蛋白的表达来治疗肺纤维化。

(八)经验方辨证治疗肺间质纤维化

晁恩祥教授认为肺间质纤维化总由肺气虚损所致,疾病日久入络入血,瘀血阻滞、气阴两虚。治疗时强调宣肺平喘、活血化瘀、补益肺肾等原则,治疗以巴戟天、枸杞子、山茱萸、淫羊藿、芡实等调补肺肾,地龙、五味子等纳气平喘,丹参、地龙、当归活血化瘀,白果、炙麻黄、杏仁、枇杷叶、紫菀等宣肺平喘,化痰止咳。

王书臣教授认为间质性肺病应以"肺痹"为中医病名,其病因主要为患者平素体质较差,表邪侵袭,在表未解,邪气入里侵犯肺之络脉,致痰瘀痹阻于肺络。病位主要在肺肾,其病机主要为痰瘀互阻、肺肾气虚,治疗予以海风藤、络石藤、威灵仙等祛风除湿药物疏通肺络,三棱、莪术破血化瘀,半夏泻心汤加减辛开苦降、调畅中焦气机,二仙汤(仙灵脾、仙茅、补骨脂等)温补肾阳,生黄芪大补宗气。在临床治疗间质性肺病时王书臣教授以威灵仙、络石藤、补骨脂、仙灵脾、仙茅、生黄芪、莪术、三棱、清半夏、黄连、黄芩为主方加减,取得较好的临床疗效,患者咳喘均有缓解。

吴银根教授通过文献复习并结合临床实践,认为间质性肺疾病相当于中医学中"络病"的范畴,而肺络闭阻为其基本病机,究其成因,或为肺肾亏虚、气虚血瘀,或为邪毒入络闭阻所致。辨证治疗时强调补肺络,而本病易伤及阴液,常以枸杞子、麦冬、北沙参等养肺阴,通络痹,常用旋覆花、杏仁等养络通瘀,最后要注意搜通络脉而化痹阻,予以虫类药物祛风化痰以通肺络。

徐志瑛教授认为特发性肺间质纤维化的病位主要在肺,日久及脾肾,其主要病机在于痰瘀互结,肺气亏虚,且二者相互影响,治疗上强调活血软坚、豁痰清肺,继之益气健脾、祛痰散瘀,最后健脾温肾、清肺化痰,根据患者疾病不同阶段及患者个体差异灵活用药,常选用的药物有野荞麦根、肺形草等清热解毒药,红花、莪术等活血化瘀药,藤梨根、寒水石等软坚散结药,浙贝、桔梗等宣肺化痰药,苏梗、丝瓜络等通络行气药,仙灵脾、太子参等温肾益气药,麦冬、玄参等养阴生津药。

田正鉴教授把肺纤维化归为"胸痹"的范畴,认为初期病位主要在肺,涉及脾肾,随着病情进展可累及心,形成基于"虚—痰—瘀"病机基础的虚实夹杂、标实本虚的病机,强调正气虚是其发病的始动因素,肺络闭阻贯穿于疾病始终,痰瘀相互影响搏结于肺络。田正鉴教授强调分期论治,急则治其标,缓则治其本,急性期侧重祛邪,化痰活血为主,辅以益肺健脾;缓解期以补肺健脾益肾为主,辅以疏通肺络闭阻。临床遣方用药时,结合培土生金法,肺脾肾同治,常选用党参、黄芪、白术、麦冬、沙参等补气生津,三七、当归、川芎等活血养血,莱菔子、款冬花、桑白皮、苏子等降气止咳化痰,临床随症加减。对于病情日久入络患者,田正鉴教授喜用破血之桃仁、红花,并配伍虫类药水蛭、蜈蚣以搜风通络。

周平安教授认为肺间质纤维化患者的病因病机为正气虚损、痰湿瘀血互阻,辨证治疗以通痹活血益气为法,选方以民间验方三两三(生黄芪40 g,穿山龙50 g,银花40 g,石韦50 g,瓜蒌皮50 g,当归40 g,旋覆花40 g,桔梗40 g,生甘草9 g,浙贝母40 g)加减,筛选具有调节免疫、抗纤维化甚至逆转纤维化的中药,辨证与辨病相结合治疗肺间质纤维化取得了较好疗效。在临床中,周平安教授将肺间质纤维化分为急性发作期及缓解期,指出急性发作期表现为宣降失常、瘀痰互阻,缓解期以气虚血瘀为主,临床可加用金荞麦、黄芩、莱菔子、紫菀、丹参、川芎清热解毒、活血化瘀,白术、党参、太子参、山萸肉等补肺健脾、益气养阴,特别强调患者疾病进行性进展,表现为阴阳两虚,此时可加用灵芝、红景天补气养血。

(九)问题与展望

近年来,中医药专家在肺间质纤维化的中医病因病机及治则治法方面进行了有益的探索,发现部分补气、活血、通络、甚至软坚类药物能够改善患者的生活质量,但尚缺乏大规模、随机、对照及盲法的研究;通过药理研究发现了一些药物如旋覆花、虎杖、丹参等具有下调纤维化关键因子 TGF-β,甚至降解胶原的作用。近20年来中医对肺间质纤维化的研究发现,肺络瘀阻是肺间质纤维化患者的关键病机,而元气亏虚是其始动因素,在此基础上组成补肾益气、破血祛痰通络的中药方剂治疗肺间质纤维化,取得了较好的疗效,但仍需进一步进行临床试验研究以评价其疗效,期望为特发性肺间质纤维化患者带来新的希望。

六、中医药防治肺纤维化实验研究进展

针对肺纤维化发病与瘀、虚、痰、热密切相关的发病机制,在

实验研究方面以从瘀、从虚、从瘀虚、从痰热论治为主。

（一）从瘀论治实验研究

肺纤维化从瘀论治进行实验研究，凝血纤溶系统在肺纤维化的病理过程中发挥着重要的作用。郭俊美等从中医角度观察活血化瘀药对肺间质纤维化的有效治疗作用，认为针对凝血纤溶异常进行的抗凝治疗可能成为临床治疗间质性肺疾病新的靶标。张彦萍等通过实验研究凝血系统与转化生长因子 TGF-β_1 的关系，证实 TGF-β_1 的变化规律与促凝活性和凝血酶的活性变化一致。凝血酶活性和促凝活性越高，TGF-β_1 含量越高，肺纤维化越严重。这为中医从瘀论治肺纤维化提供了有力的科学依据。陈媛媛等通过观察丹参联合川芎嗪注射液腹腔注射对博来霉素（BLM）致肺纤维化大鼠肺组织 TGF-β_1 表达及羟脯氨酸含量的影响证实：丹参联合川芎嗪腹腔注射能减轻博来霉素所致肺纤维化大鼠肺泡炎和肺纤维化程度，并推测其机制可能与抑制肺组织 TGF-β_1 的表达、减少羟脯氨酸含量有关。曹芳等通过对 22 例中医辨证为肺气虚损、肺络痹阻证的特发性肺纤维化患者进行临床实验研究得出：肺痹汤可明显减轻特发性肺纤维化患者的咳嗽症状。李晓娟等通过观察水蛭对肺纤维化大鼠 PAI-1 的作用，认为水蛭可能通过减少凝血酶在肺内的表达，抑制 PAI-1 的生成及活性，使 uPA 活性升高，减少纤维蛋白沉积，对肺纤维化大鼠肺组织具有保护作用。

（二）从虚论治实验研究

针对肺纤维化的虚证特点，夏永良等进行了补肺汤对肺纤维化大鼠肺组织成纤维细胞 α-SMA 表达影响的研究，认为补肺汤能够抑制早期肺泡炎的发生，降低肺组织成纤维细胞 α-SMA 表达，加速细胞外基质的降解，从而抑制肺纤维化的形成。

其中补肺汤中大多是人参、熟地、黄芪、五味子等补益之品。刘恩顺等研究中药芪术合剂对博来霉素致大鼠肺纤维化的干预作用及其机制,实验结果示芪术合剂可明显降低 $TGF-\beta_1 mRNA$,减轻肺泡炎和肺纤维化程度,进而认为:芪术合剂具有明显抑制博来霉素致大鼠肺纤维化的作用,抑制 $TGF-\beta_1 mRNA$ 的表达是其可能的机制之一。江柏华等又通过观察丹贝益肺方对肺纤维化大鼠血清 $TNF-\alpha$、$IL-6$ 水平的影响,得出:丹贝益肺方与泼尼松均可明显改善大鼠的肺泡炎症及纤维化程度。练毅刚等通过扶正剔邪搜络方治疗肺纤维化大鼠,并观察不同时相大鼠肺功能与血清指标关系,进而探究其作用机制及适宜疗程,最终得出:扶正剔邪搜络方可改善肺纤维化大鼠肺功能,其作用机制为调节 Smad 蛋白及降低Ⅲ型胶原蛋白表达来延缓肺间质纤维化的进展。以上研究均证明从虚论治肺纤维化可以抑制疾病发展的进程。

(三)瘀虚共治实验研究

李丽君等通过观察黄芪、当归不同剂量与配伍比例对实验性肺纤维化小鼠肺病理形态学及肺组织羟脯氨酸(HYP)含量的影响,得出:大剂量黄芪当归5:1组在降低肺组织 HYP 含量及改善肺泡结构方面效果显著。李霞运用益气化瘀法制成的纤克颗粒对肺纤维化大鼠 $TNF-\alpha$、$TGF-\beta_1$ 及 $MMP-9$、$TIMP-1$ 表达影响的实验研究,认为纤克颗粒明显减轻肺纤维化模型大鼠肺泡炎的发展及肺纤维化的形成,其作用与泼尼松相似。另外杨晗等观察补阳还五汤对博来霉素致肺纤维化大鼠肺组织病理及转化生长因子 $TGF-\beta_1 mRNA$,$Smad\ 3\ mRNA$ 表达的影响,认为补阳还五汤可以明显改善模型大鼠肺组织肺泡炎和肺纤维化程度,抑制博来霉素诱导的肺纤维化大鼠肺组织 $TGF-\beta_1 mRNA$、

Smad 3 mRNA 的表达上调,从而减轻肺纤维化程度。刘玉庆等通过观察中药益气活血方对博来霉素肺纤维化大鼠肺组织黏附分子(ICAM – 1、VCAM – 1)的影响,进一步探讨中药益气活血方治疗肺纤维化的机制的动物实验研究,最终得出结果:益气活血方能减轻博来霉素肺纤维化大鼠肺泡炎程度并能下调黏附分子 ICAM – 1、VCAM – 1 在肺组织的表达。

(四)痰热论治实验研究

刘哲等探讨了肺纤方提取物体外干预肺纤维化微血管生成的作用及机制得出肺纤方可抑制肺纤维化大鼠体外培养的肺微血管内皮细胞的迁移及新生血管的形成,从而发挥抗肺纤维化作用。

(五)中西药联合应用防治肺纤维化研究

石轶群等通过进行丹参注射液联合卡托普利对大鼠肺纤维化的治疗作用及可能存在的机制的实验研究,证实卡托普利联合丹参注射液纠正氧化/抗氧化失衡是其治疗大鼠肺纤维化的作用机制之一。

七、中医药治疗肺纤维化机制的研究进展

肺纤维化为一种病因不明的慢性进行性纤维化的间质性肺病,具有寻常型间质性肺炎(UIP)的特征,局限于肺部。其病变主要累及肺间质肺泡和(或)细支气管,是以肺泡上皮细胞损伤,成纤维细胞大量增生和细胞外基质聚集增多为病理特征的一类慢性间质性肺疾病。临床表现为进行性呼吸困难、干咳、肺功能降低、低氧血症,最终呼吸衰竭而死亡。疾病的平均发病年龄为 66 岁,男性发病率稍高,诊断后的中位生存期短,为 2.8 ~ 4.2 年,5 年生存率接近 20%。死亡率高,预后差,调查显示其

比许多癌症更具有致死性。肺纤维化的发病机制虽不明确,但也取得了一些进展。主要的病理机制从最早认为的慢性炎症、组织异常修复,到现在普遍认为的肺纤维化是一个多因素、多病理进程的多基因、多表型复杂疾病。细胞衰老,氧化应激,内质网应激,细胞可塑性,机械信号转导,micro – RNA 相关的表观遗传学都在肺纤维化发病过程中都起到了重要作用。所以肺纤维化是在内外因素的影响下,由肺部细胞之间的异常信号传导、相互影响和肺部内环境稳态的破坏而导致的疾病。

中医药是中华民族的瑰宝,资源丰富、疗效独特、毒副作用少,已引起世界各国的普遍关注。肺纤维化是一个多因素、多途径、多环节相互作用的进行性发展的过程。西药治疗疗效欠佳,毒副作用大,而中药毒副作用小,具有多靶点、多途径治疗的特点。目前报道的具有干预或治疗肺纤维化作用的中医药主要包括单味中药丹参、当归、银杏叶、汉防己甲素、川芎嗪、桃仁、刺五加、槲皮素、三七总苷等;另外,一些复方如瓜蒌薤白汤、肺纤康、复方鳖甲、抗纤汤、益阴活血汤、补气通肺饮等也具有治疗肺纤维化的作用。中医药治疗肺纤维化不仅具有中医理论基础的支撑,而且运用现代药理研究手段也证明了中医药具有抑制肺纤维化的作用,所以中医药治疗肺纤维化具有广阔的前景。本文将对中医药治疗肺纤维化作用机制研究进展进行阐述,为进一步研究中药治疗肺纤维化的机制和寻找更有效的治疗肺纤维化药物提供基础。

(一)氧化应激

氧化应激是指细胞或组织内氧化/抗氧化过程失衡,产生的 ROS 超出了细胞和组织的清除能力,持续高浓度的 ROS,引发氧化反应,导致周围生物大分子结构和功能改变,引起细胞结构和功能损害,最终导致组织和器官的功能障碍,诱导肺纤维化等疾病的发生。研究发现在高氧环境中持续暴露,导致肺泡上皮细胞受损,最终导致成纤维细胞的异常增殖。肺纤维化患者肺中的过氧化物明显增多,体内氧化应激水平与肺纤维化程度呈正相关,氧化应激能够促使细胞衰老、凋亡,从而引起组织的异常修复而最终导致纤维化。姜黄素能提高大鼠体内的 GSH,SOD 含量,降低 MDA 含量,是一种天然的抗氧化剂,通过抗自由基损伤,抑制自由基引发的细胞和组织损伤,防治肺纤维化。咖啡酸苯乙酯(CAPE),是蜂胶中的一种天然黄酮类化合物,具有很强的清除活性氧物质,能够增强常规药物地塞米松治疗大鼠肺纤维化的作用。丹酚酸 A(SAA)是从活血化瘀药丹参中提取的水溶性酚酸类成分,可以提高血清 SOD,GSH – Px 活性,发挥抗氧化作用,对博来霉素诱导的实验性肺纤维化有一定的预防作用。番茄红素(lycopene)是一种类胡萝卜素,具有清除氧自由基的作用,可通过抗氧化损伤,提高机体 SOD 活性,减轻博来霉素诱导的肺纤维化程度。

（二）炎症反应

组织损伤的始因持续存在形成慢性炎症,大量的促炎因子、促纤维化因子参与调节慢性炎症反应,结缔组织将取代正常的功能性肺实质组织,最终导致肺组织结构破坏、ECM 沉积形成纤维化。各种炎症细胞因子在形成炎症反应、导致肺纤维化的过程中具有重要的作用。苦参碱是豆科槐属植物中的主要生物碱成分,具有抗炎以及抗成纤维细胞增殖作用,有类似非甾体类抗炎药的特性,苦参碱与氢化可的松效果相似,对博来霉素诱导的大鼠肺纤维化模型有明确的治疗作用。甲基莲心碱是来源于睡莲科植物睡莲的成熟种子胚芽的异喹啉类生物碱,可以抑制纤维化小鼠肺组织中的氧化应激反应;同时抑制血浆和肺组织中 TNF $-\alpha$,IL -6,内皮缩血管肽等促炎因子以及 NF $-$ KB 和 TGF $-\beta_1$ 的表达,来减弱博来霉素引起的小鼠肺纤维化程度。二丙烯基一硫化物来源于百合科植物生蒜的鳞茎,具有抗炎、抗菌、抗氧化、抗癌等作用。能够治疗博来霉素诱导的大鼠肺纤维化,其可能的作用机制是下调炎症因子(TNF $-\alpha$,IL -1β)的水平,抑制肺组织 iNOS 和 NF $-$ KB 蛋白表达,减轻炎症反应。

（三）凋亡机制

有研究表明,Fas/FasL,Caspase,p53,p21,bcl -2 等凋亡调节蛋白参与了肺纤维化细胞凋亡的调节过程。肺泡上皮细胞通过 Fas/FasL 通路使肺泡上皮细胞 DNA 损伤,诱导肺泡上皮细胞凋亡是导致急性肺损伤以及肺纤维化的重要机制。Fas/FasL 缺陷的小鼠,用博来霉素诱导后发现肺纤维化发病率和病变程度降低,可能是与 Fas/FasL 介导的上皮细胞凋亡减弱有关;抗FasL 的抗体能延缓博来霉素诱导的大鼠肺纤维化过程,说明抑制该信号通路可减弱肺纤维化。Caspase 是细胞凋亡的效应子,其中 Caspase -3 为凋亡过程最重要的效应分子之一。肺纤维化动物模型中,发现肺泡上皮细胞、巨噬细胞及炎性细胞 Caspase -1、Caspase -3 表达阳性;给予 Caspase 抑制剂 Z $-$ VAD $-$ FMK 可明显抑制 Caspase -1、Caspase -3、Caspase -8 的活性,减少细胞凋亡,减弱炎症反应和肺纤维化。中药活性成分姜黄素可激活凋亡相关基因半胱氨酸天冬氨酸蛋白酶3（Caspase -3）,诱导肺纤维化患者肺成纤维细胞的凋亡,抗肺纤维化。灯盏花素能够明显下调肺组织细胞凋亡以及 Fas/FasL 在大鼠肺组织中的表达,进而阻止 Fas/FasL 系统细胞死亡程序或者抑制 Caspase,从而减少细胞凋亡,干预大鼠肺纤维化。

（四）生长因子

1. TGF - β

TGF - β 是由多类细胞分泌的具有多效应的一种活性物质,是目前为止发现的活性最强的促纤维化因子。TGF - β 能影响胶原的转录和翻译,促进成纤维细胞合成细胞外基质,导致胶原的形成和沉积。在博来霉素诱导的动物肺纤维化模型中,TGF - β 蛋白和 mRNA 的量都增加。TGF - β_1 可通过 TGF - β_1/Smad 3 途径导致肺纤维化,TGF - β 使胶原蛋白酶合成减少,胶原蛋白降解能力下降,引起合成和降解胶原之间的不平衡。另外,TGF - β 能影响纤维连接蛋白及其受体的合成,促进蛋白聚糖、透明质酸、层黏素等在基质中的沉积。黄芩总黄酮能够显著降低肺组织中 TGF - β_1、α - SMA 和胶原 I 的表达,而产生抗纤维化的作用。进一步表明黄芩总黄酮能显著降低肺组织中 Smad 2 mRNA 水平,显著地升高 Smad 7 mRNA 水平,表明黄芩总黄酮抑制博来霉素诱导的大鼠肺纤维化过程与调控 TGF - β_1/Smad 信号途径减少细胞外基质蛋白,I 型胶原蛋白和 α - SMA 的沉积有关。另外,大黄素来源于蓼科植物掌叶大黄,唐古特大黄,药用大黄的根及根茎的黄酮类成分,具有抑制细胞增殖、抗炎、抗纤维化、免疫调节等活性。在博来霉素诱导的肺纤维化模型中,其抗肺纤维化的机制是通过抑制 TGF - β_1,Smad3 的表达,同时增加 Smad7 的表达实现的。复方鳖甲煎丸也能够减轻博来霉素诱导的大鼠肺纤维化的程度,其作用机制也与 TGF - β_1 及 Smad - (3/7)信号通路有关。桔梗皂苷 - D 是中医临床上常用的止咳化痰平喘中药桔梗的主要有效化学成分,可以通过抑制大鼠肺组织中 TGF - β mRNA 的表达,而达到改善博来霉素诱导的大鼠肺纤维化的作用。

2. CTGF

CTGF 是一种富含半胱氨酸的多肽,一种单基因生长因子。CTGF 具有促进细胞增殖、血管形成、成纤维细胞增殖,刺激细胞外基质合成,介导细胞黏附、迁移以及诱导细胞凋亡等生物活性。在病理情况下,表达明显增高,其过度表达与纤维化或某些增生性疾病的发生发展密切相关。体外培养的人肺成纤维细胞和鼠肺成纤维细胞都表达 CTGF mRNA,而且博来霉素诱导的动物肺纤维化模型中 CTGF mRNA 表达也上调。这些研究结果均能够说明 CTGF 自始至终参与了肺纤维化的过程。川芎嗪是来源于伞形科植物川芎根茎的黄酮类成分,可降低组织中 CTGF 的表达来抑制博来霉素所致大鼠肺纤维化,抑制细胞外基质沉积。黄芩苷主要来源于唇形科植物黄芩的根,其机制可能是通过下调肺组织中 CTGF 的高表达,抑制 I 型胶原异常合成和肺间质肌成纤维细胞的过度增殖来减轻博来霉素诱导的大鼠肺纤维化的程度。三七总皂苷也可以通过减少 CTGF 蛋白的合成和分泌,减轻肺泡炎和肺纤维化,干预和延缓实验性大鼠肺纤维化的发生。

3. PDGF

PDGF 是成纤维细胞增殖时的获能因子,可促进大鼠肺成纤维细胞的分裂、增殖,是一个重要的促纤维化细胞因子。博来霉素诱导的肺纤维化过程中,PDGF 主要由单核巨噬细胞产生,肺泡上皮细胞、内皮细胞、间质细胞也表达 PDGF 蛋白。通过调节细胞外基质的合成和降解,刺激成纤维细胞产生胶原酶,引起间质胶原断裂,导致胶原排列紊乱。蓼科植物虎杖可以降低 BALF 中 TNF-α 和 PDGF 的水平,抑制肺纤维化的发生、发展,对肺纤维化有一定的抑制作用。

（五）基质金属蛋白酶

肺细胞外基质的降解和更新主要是由基质金属蛋白酶（MMPs）和组织抑制剂（TIMPs）共同调节的，MMPs/TIMPs 比例的失衡是肺纤维化的重要发病机制之一。研究表明，肺纤维化体内动物模型和 IPF 患者的肺组织中 MMPs/TIMPs 比例明显降低；IPF 患者肺脏成肌纤维细胞 TIMP2 表达增高。肺纤维化大鼠 TIMP2 的 mRNA 表达量增高，MMP8、MMP13 的表达量降低。Yaguchi 等发现在纤维化过程中，早期阶段肺组织内的中性粒细胞、巨噬细胞和支气管上皮细胞以 MMP-9 的增多为主；而后期以肺泡上皮细胞，支气管上皮细胞中 MMP-2、ProMMP-2 增多为主，表明在肺纤维化发展的不同时期，MMPs 的表达不同。MMP-9 可能与基底膜损伤有关，MMP-2 则可能与肺泡上皮细胞再生和肺组织异常修复有关。由于 TIMPs 抑制 MMPs 活性的同时，还能刺激细胞增殖，因此 TIMP-1、TIMP-2 的增加可能会促进肺成纤维细胞的增生，推动肺纤维化的发展。组织修复时 MMPs 不仅调节 ECM 的生成和降解，同时也调节炎症反应和先天免疫反应，还可以直接或间接调节多种细胞因子的表达。此外，MMPs 还可激活具有抗原传递功能的巨噬细胞，影响 Th2 细胞因子 IL-13 引起的炎症反应。陈皮生物碱提取物能降低肺纤维化大鼠肺组织中 HYP 的含量，使 MMP-9 表达增高、TIMP-1 表达下降，表明陈皮生物碱提取物是通过抑制 TNF-α 表达，调节 MMP-9 与 TIMP-1 的平衡来实现预防和治疗 BLM 诱导肺纤维化大鼠的作用的。中药复方扶正化瘀方（绞股蓝，虫草菌丝，蝙蝠蛾青霉菌，桃仁，松花粉，丹参，五味子）其作用机制是抑制肺纤维化大鼠肺组织中的 MMP-2 蛋白及其活性，进而减少炎性物质对肺组织的破坏，同时抑制胶原过度表达，来减少胶原纤维的病理性增生沉积。

（六）MicroRNA 与基质重构和纤维化

MicroRNAs 在维持 ECM 内环境稳态方面起到了重要的作用，miRNAs 的异常表达与多种器官的纤维化有关。在 IPF 中约 10% 的 miRNA 水平发生了显著性改变，其中下调的 miRNA 有 miR－30，miR－29 和 let－7d 家族以及 miR－17－92 家族。上调的 miRNA 包括 miR－155 和 miR－21。let－7d 位于肺上皮细胞，当肺组织发生纤维化病变时，let－7d 表达显著降低。miRNA 高效阻断剂抑制了 let－7d 家族，可以导致上皮－间质细胞转化，继而引起肺纤维化。肺纤维化组织内 let－7d 的下调以及由此引起的促纤维化作用均表明，let－7d 是一个抑制肺纤维化的关键调节因子。miR－21 是目前被研究最多的 miRNAs 之一，研究发现，在心肌成纤维细胞中 miR－21 表达升高，miR－21 与靶基因 Spry1 结合，通过细胞外信号调节酶（ERK）通路抑制了心肌成纤维细胞的凋亡，从而促进心肌肥大和纤维化，最终造成心脏功能障碍。miR－155 与炎症反应有重要关系，用博来霉素诱导 C57BL 6 及 BALBc 小鼠肺纤维化时 miR－155 上调，转染 miR－155 可引起成纤维细胞凋亡、转化和 TGF－β_1 诱导的 Smad2 磷酸化的减少，而使细胞对 TGF－β 刺激后的反应发生改变。同时，miR－155 的高表达可以通过增加 IL－8，进而通过降低 SHIP1 及活化 PI3K/Akt 信号通路，增强囊性纤维化肺泡上皮细胞的炎症反应。沙苑子总黄酮（FAC）是中药沙苑子干燥成熟种子中提取的有效成分，沙苑子总黄酮对博来霉素诱导的大鼠肺纤维化有一定的防治作用，其机制可能与其下调 miRNA－21 基因、上调 let－7d 基因，抑制炎症细胞因子生成、抑制胶原的形成以及调控 TGF－β_1/Smad 信号通路有关。鸢尾黄素是从鸢尾科植物鸢尾的根茎中提取得到的，具有抗炎、促进肺成纤维细胞凋亡等活性,能够提高大鼠肺成纤维细胞 miRNA - 338 的表达,下调溶血磷脂酸受体 - 1(LPA - 1)的表达,显著抑制模型大鼠肺成纤维细胞的增殖,对肺纤维化的形成具有抑制作用。

肺纤维化发病机制是一个多层面、多水平、多途径的复杂调控过程,中药单味药及其提取物和中药复方在防治实验性肺纤维化研究方面取得了很多进展,但目前的研究大部分局限于动物实验,临床研究少,而且机制主要集中于抗炎、免疫、细胞因子等方面,肺纤维化病变机制及中药防治作用机制仍需进一步研究,以便更好地发挥中药防治肺纤维化的作用。研究开发有效的中成药或中药成分来治疗肺纤维化已经成为目前研究的热点,具有很好的发展前景。

参考文献

[1]周刚,牛建昭,王继峰,等.姜黄素抗肺纤维化大鼠自由基损伤作用的实验研究[J].中国中药杂志,2006,31(8):669 - 672.

[2]刘瑞,柏桦,陈宏莉,等.咖啡酸苯乙酯联合地塞米松对肺纤维化的治疗作用研究[J].中国药物经济学,2012,3:91.

[3]孔勤,刘瑞敏,寿旗扬,等.丹酚酸 A 对实验性肺纤维化大鼠的保护作用研究[J].中国比较医学杂志,2013(3):34 - 38.

[4]周昌华,蔡美英,魏大鹏,等.番茄红素对实验性肺纤维化大鼠血浆 TNF - α,NO,MDA 含量及 SOD 活性的影响[J].西部医学,2005,16(4):293 - 295.

[5]罗卿,梁晓秋,何振华.苦参碱对博来霉素诱导的大鼠肺纤维化模型肺组织病理变化的影响[J].航空航天医药,2010(11):1961 - 1963.

[6]高蔚,张德平,陈碧.姜黄素诱导人肺成纤维细胞凋亡的相关分子机制的初步研究[J].中国呼吸与危重监护杂志,2009,8(2):186 - 189.

[7]柴文戍,翟声平,武素琳,等.灯盏花素对实验性肺纤维化大鼠的干预作用[J].中国药理学通报,2008,24(1):113-116.

[8]蔡健,顾振纶,蒋小岗,等.黄芩总黄酮对博来霉素致大鼠肺纤维化的干预作用及其机制研究[J].中草药,2012,43(1):119-124.

[9]刘琴,蔡斌,王伟,等.桔梗皂苷-D对大鼠肺纤维化的干预作用及部分机制研究[J].中华中医药学刊,2012,30(9):2057-2059.

[10]江茵,李文,陈敏.川芎嗪对肺纤维化大鼠CTGF表达及胶原沉积的影响[J].中华全科医学,2009,6(12):1215-1216.

第二章 现代医学篇

第一节 间质性肺疾病简述

一、概述

肺组织分实质和间质两部分。实质即肺内支气管的各级分支及其终末的大量肺泡。间质包括结缔组织及血管、淋巴管、神经等。实质细胞是指一个器官内承担该器官功能的细胞,间质细胞是实现辅助功能的细胞。在组织学上,肺组织分为实质和间质两部分,实质即肺内支气管的各级分支及肺泡结构,间质为肺泡间、终末气道上皮以外的支持组织。

间质性肺疾病(ILD)是以弥漫性肺实质、肺泡炎症和间质纤维化为基本病理病变,以活动性呼吸困难、X 线片呈弥漫性浸润阴影、限制性通气障碍、弥散功能(DLCO)降低和低氧血症为临床表现的不同种类疾病群构成的临床－病理实体的总称。

间质性肺疾病包括 180 多种独立疾患,是一大组异质性疾病。ILD 病谱的异质性具有多层含义,即病因学的多源性,发生或发病学的异质性,病种或表现型的多样性以及临床症状的异因同效的相似性。从异质角度的分类看,ILD 病理组织学可呈肺泡炎、血管炎、肉芽肿、组织细胞或类淋巴细胞增殖。特发性肺纤维化(IPF)为肺泡炎,其病理异质性变化表现为普通型间质性肺炎(UIP)、脱屑型间质性肺炎(DIP)/呼吸性细支气管炎间质性肺病(RBILD)和非特异性间质性肺炎/纤维化(NSIP/fibrosis)。此分类是由 Katzenstein 等(1998 年)在 LiebowUIP、DIP、双侧间质性肺炎(BIP)、淋巴细胞间质性肺炎(LIP)和巨细胞间质性肺炎(GIP)分类基础上经修正后提出的新分类。Liebow 原分类(1970 年)中的 BIP 现已公认即为闭塞性细支气管炎并机化性肺炎(BOOP)。LIP 与免疫缺陷有关,GIP 与硬金属有关,已不属于 IPF 分类范畴。Katzenstein 在新分类中指出 DIP 命名不当而应采用 RBILD。UIP 属 IPF 的原型,多见于老年人,激素疗效不佳,而 RBILD 和 NSIP 患者年龄较低,对糖皮质激素有疗效反应,预后良好。

二、发病机制

ILD 确切的发病机制尚未完全阐明。一般假设 ILD 的演变过程分为三个阶段,即启动阶段、进展阶段和结局阶段。

（一）启动阶段

启动 ILD 的致病因子通常是毒素和(或)抗原。已知的抗原吸入如无机粉尘与石棉肺、尘肺相关,有机粉尘与外源性过敏性肺泡炎相关等,而特发性肺纤维化(IPF)和结节病等的特异性抗原尚不清楚。

（二）进展阶段

一旦暴露和接触了最初的致病因子,则产生一个复杂的炎症过程—肺泡炎,这是 ILD 发病的中心环节,肺泡炎的性质决定着肺损伤的类型、修复程度及纤维化形成等。炎性及免疫细胞的活化,不仅释放氧自由基等毒性物质,直接损伤 I 型肺泡上皮细胞和毛细血管内皮细胞,还释放蛋白酶等直接损伤间质、胶原组织和基底膜。同时释放各种炎性介质,已发现的包括单核因子、白介素 - 1(IL - 1)、白介素 - 8(IL - 8)、白介素 - 2(IL - 2)、血小板衍化生长因子(PDGF)、纤维连接蛋白(FN)、胰岛素样生长因子 - 1(IGF - 1)、间叶生长因子(MGF)、转化生长因子 - β(TGF - β)及 γ - 干扰素(INF - γ)等,研究发现矿工尘肺支气管肺泡灌洗中抗氧化酶、IL - 1、IL - 6、肿瘤坏死因子(TNF)、TGF 及 FN 等明显增加,其脂质过氧化水平增加,表明尘肺的发生和发展与氧化应激和细胞因子、生长介质的上调有关。这些细胞因子在 ILD 发病中的生物活性及作用尚未完全阐明,但其继发性和(或)反馈性作用于炎性、免疫细胞,对肺泡炎症反应的放大和减弱起调节作用。若肺泡炎属自限性,或病变轻微且在肺实质严重破坏前得到有效治疗,则肺泡炎能得到控制,肺泡及小气道的结构得以重建和恢复正常,肺功能免遭进一步损害。

(三)结局阶段

研究发现,细胞黏合素表达于新发生损害局部,包括腔内和疏松的纤维囊泡,分布于再生的 Ⅱ 型肺泡细胞之内或其下,肌纤维母细胞黏合素 mRNA 表达比 Ⅱ 型肺泡细胞更强,在化生性支气管上皮和肺泡巨噬细胞也存在弱的细胞黏合素 mRNA 表达,表明细胞黏合素在早期纤维性损害中合成活跃,肌纤维母细胞是引起纤维素合成的重要来源。若炎症广泛和损伤严重,肺泡壁中成纤维细胞聚集和增殖,胶原组织增生、修复紊乱并沉积,肺泡壁增厚,瘢痕和纤维化形成,这种受损的肺泡壁将难以修复和恢复。

这个"致病因子—肺泡炎—纤维化"的假设过程,也类似于肺气肿、急性肺损伤或 ARDS 的发病机制,但仍不清楚究竟是什么因素决定了一个致病因子导致最终结局性病种的趋向。

三、病理学

总体而言,ILD 具有两个主要的病理过程,一是肺泡壁和肺泡腔的炎症过程,二是肺间质的瘢痕形成和纤维化过程,随特定病因和病程长短不同,其炎症和纤维化的比重有所不同,但两个过程在大部分 ILD 都会相继和(或)同时出现。ILD 的病理形态学改变也视病程的急性期、亚急性期和慢性期有所不同,急性期往往以损伤和炎症病变为主,慢性期往往以纤维化病变为主。

1. 参与炎症病变的细胞

参与炎症病变的细胞包括巨噬细胞、淋巴细胞、中性粒细胞、嗜酸性细胞和浆细胞等,特定病因所致 ILD 的浸润细胞可能以其中一种或多种细胞为优势并起主导作用。可区分为两种病理类型,中性粒细胞型肺泡炎为巨噬细胞 – 淋巴细胞 – 中性粒细胞型,以中性粒细胞起主导作用,属本型的病变包括 IPF、胶原血管病伴肺部病变、石棉肺和组织细胞增多症等非肉芽肿性肺泡炎;淋巴细胞型肺泡炎为巨噬细胞 – 淋巴细胞型,淋巴细胞起主导作用,属本型病变的包括结节病、过敏性肺泡炎和铍中毒等。

2. 肉芽肿性肺泡炎

作为某些 ILD 特征性病理改变的肉芽肿,其实质是上皮样细胞的局部聚集,伴有 T – 淋巴细胞的浸润和包绕,典型的肉芽肿内或周围可见多核巨细胞存在,这是由多个吞噬细胞融合形成的胞浆丰富且多核的单一大细胞。

3. 肺间质纤维化

肺间质纤维化是 ILD 一个结局性或终末期病理改变,以成纤维细胞的聚集和胶原沉积为特征,其纤维化的程度视特定病种和病程进展而不同。若病程较长且形成显著的肺间质纤维化时,常丧失早期肺泡炎病变的某些特征,如肉芽肿性 ILD 的晚期常形成大量纤维化,此时难以鉴别其特定病因和病种。终末期肺表现为显著的肺部扭曲变形、瘢痕形成及囊腔形成,且交替分布形成所谓的蜂窝肺。

作为病因未明的 ILD 的代表性疾病 IPF,对其病理学分类曾存在着争论和认识混乱,1998 年 Katzenstein 提出了 IPF 的新分类法:即普通性间质性肺炎(UIP)、脱屑性间质性肺炎(DIP)、急性间质性肺炎(AIP)和非特异性间质性肺炎(NSIP)。最近美国胸科学会(ATS)和欧洲呼吸学会(ERS)达成共识,认为 IPF 是与 UIP 相一致的病理类型或者说 IPF 应特指 UIP 病例。其主要组织病理学特征包括主要累及胸膜下肺组织的不均匀且分布多变的间质炎症、纤维化及蜂窝样改变,与正常肺组织呈交替分布。间质炎症通常呈斑片状,由淋巴细胞和浆细胞造成的肺泡间隔浸润组成,并伴有Ⅱ型上皮细胞的增生。纤维带主要由稠密的胶原和散在的成纤维细胞灶组成。蜂窝样改变区域由囊性纤维气腔组成,并充满了黏蛋白。在纤维化和蜂窝样改变区域内可见平滑肌增生,疾病加重期可显示 UIP 和弥漫性肺泡损伤的混合性改变。免疫组化测定显示 UIP 肺组织中中性粒细胞源性基质金属蛋白酶 – 9(MMP – 9)表达增加,MMP – 9 活性与 BALF 中中性粒细胞增加显著相关,通过Ⅳ型胶原溶解活性促进肺结构重塑,与疾病预后有关。

各种 ILD 的病理形态学和病程急缓可有所不同,但病理生理学改变却有相似之处,主要包括:①肺顺应性降低;②肺容量减少,主要测定指标为肺总量(TLC),肺活量(VC)、功能残气量(FRC)和残气量(RV)降低;③弥散功能障碍,除病变引起弥散间距增加外,更主要原因是交换界面的蛋白成分破坏和表面积减少;④小气道功能异常,主要是因为病变累及小气道和(或)细支气管腔致变形、狭窄,出现通气 – 灌注(V/Q)比例失调;⑤气体交换紊乱,以低氧血症为主,尤其是以运动负荷后加重为特征,而无 CO_2 潴留或有低碳酸血症;⑥肺动脉高压,其病理基础是肺泡壁和肺血管的炎症和(或)纤维化损伤,低氧血症和肺小血管管腔闭塞是主要促进因素。

第二节　间质性肺疾病诊断

一、病史、职业史

ILD 中约 1/3 致病原因已明确,其中以职业环境接触外源性抗原占相当比重,所以病史、职业史可能提供重要的诊断线索,要详细收集职业、爱好、用药等既往史资料。

(一)遗传因素

有些肺纤维化患者有明显的家族史,提示肺纤维化的发生可能存在着基因遗传的可能。文献报道表面活性蛋白遗传异常与肺纤维化有关。

(二)病毒因素

肺脏是开放性器官,和外界相通,病毒容易侵入,引起炎症,导致损伤、修复,发生纤维化。新近发生的 SARS 和禽流感病毒感染均可引起肺损伤,而更加证实肺损伤和肺纤维化与病毒有关。病毒致病不但与其大量繁殖有关,近来认为也与其表达的蛋白密切相关。其中 S 糖蛋白在病毒的致病过程中发挥了关键的作用,它能介导病毒进入靶细胞和病毒扩散诱导产生免疫反应、决定病毒复制水平、诱导炎症等。N蛋白能启动病毒蛋白翻译、抑制宿主细胞MHCI类分子等蛋白翻译、释放炎症因子,导致病毒感染的病理过程,最终可引起肺纤维化。

（三）免疫异常

肺纤维化发病机制十分复杂,至今尚未完全阐明,但免疫反应的参与是形成肺纤维化的一个主要方面。细胞因子如IL-6等具有广泛的生物学功能,与肺纤维化的形成有密切关系,其分泌异常或基因表达异常可导致一系列疾病如肺纤维化。

（四）环境污染

包括有机、无机粉尘,氧化性气体等。有机粉尘如农民肺、养鸽肺、蔗尘肺等,工作生活环境中的无机粉尘如各种矿尘、汽车尾气、微尘、硅石尘、石棉纤维等均可引起肺损伤导致肺纤维化疾病如尘肺。尘肺是我国危害最严重的职业病,其中又以矽肺的发病率最高。吸入汽车尾气,高压氧和臭氧等氧化性气体,也可引起肺损伤导致肺纤维化,这些结果均已在动物实验中证实。

（五）药物及化学品

博来霉素是一种抗肿瘤药,其限制性毒性为肺纤维化。现已用作研究肺纤维化的经典模型。胺碘酮是一个高效、广泛应用的抗心律失常药,但有很多不良反应,其中最严重的是肺纤维化。其他可致肺纤维化的药物:抗生素、非甾体抗炎药、环磷酰胺、来氟米特、百草枯、口服降糖药、青霉胺、秋水仙碱以及某些违禁药品等。

（六）物理损伤

放疗是肿瘤三大疗法之一。随着放射疗法广泛应用于肺、食管、纵隔等部位肿瘤的治疗及骨髓移植的预处理,伴随的副作用即放射性肺纤维化也日益成为一个突出的问题。长时间高浓度吸氧也会导致肺损伤,形成肺纤维化。

（七）继发于其他疾病

最常见继发于结缔组织疾病。其他如肺感染相关的间质疾病,肝病、肠道病、慢性心脏疾病、肾功能不全、脏器移植等均可发生合并间质病变。

总之,肺脏对各种损伤因素非常敏感,各种因素可单独或同时损伤肺脏,很难确定具体的、主要的因素。它们长期反复损伤均可引起肺脏的反复修复,导致肺纤维化。因此,肺纤维化的病因是多样的,复杂的,需深入研究。

二、临床表现

多为隐匿性发病,渐进性加重的劳力性呼吸困难是最常见症状,通常伴有干咳、易疲劳感。主要体征为浅快呼吸、以双下肺为著的爆裂音、唇指发绀及杵状指（趾）,晚期可出现肺动脉高压和右心室肥厚,常死于呼吸衰竭或（和）心力衰竭。

三、辅助检查

（一）胸部影像学检查

胸片的早期异常征象有磨玻璃样阴影、肺纹理增多,易被忽视。病变进一步发展,可出现广泛网格影、网状结节影、结节状影等,晚期呈蜂窝肺样改变,病变常累及两侧肺野。

计算机体层扫描（CT）,尤其是高分辨率薄层CT（HRCT）有助于分析肺部病变的性质、分布及严重程度,还可显示肺内血管、支气管、胸膜至肺界面的异常征象,主要征象分为四种类型:①不规则线状阴影,呈网状、放射状;②囊状型,呈多个大小不一的薄壁囊腔,直径范围2～50 mm;③结节型,结节直径为1～

10 mm;④磨玻璃样改变。

（二）肺功能检查

肺功能检查是临床上胸、肺疾病及呼吸生理的重要检查内容,广泛应用于呼吸内科、外科、儿科、麻醉科、流行病学、运动医学等。对于早期检查出肺和气道病变、诊断气道病变的部位、鉴别呼吸困难的原因、评估疾病的病情严重程度及预后、评定药物或其他治疗方法的疗效、评估胸肺手术的耐受力、评估劳动强度及耐受力以及对危重患者的监护等均有重要的临床指导意义。近年中华医学会呼吸病学分会发布的"慢性阻塞性肺疾病诊治指南""支气管哮喘防治指南""咳嗽诊断与治疗指南"等疾病的诊治指南中,均将肺功能作为这些疾病诊断和严重度分级的金标准。

1.肺功能检查项目及主要指标

（1）肺容量检查:肺活量（VC）、深吸气量（IC）、补呼气量（ERV）、潮气量（TV）。

（2）肺通气功能检查:分钟通气量（MV）、呼吸频率（RF）、最大分钟通气量（MVV）、用力肺活量（FVC）、第一秒用力呼气容积（FEV1）、一秒率（FEV1/FVC）、最大呼气中期流量（FEF 25%~75%）、最高呼气流量（PEF）。

（3）肺弥散功能测定:一氧化碳弥散量、比弥散量、Krogh常数。

（4）气道阻力测定:总气道阻力、比气道导气性、吸气阻力、呼气阻力、功能残气量（FRC）;胸腔气量（TGV）支气管舒张实验:FEV1改善率、FEV1增加值;FVC改善率、FVC增加值。

2.肺功能检查禁忌证及不良反应

（1）近3个月出现过心肌梗死、休克者;近4周出现严重心功能不全、心绞痛。

（2）近 2 周出现大咯血。

（3）癫痫发作需用药物治疗。

（4）未控制的高血压（收缩压＞200 mmHg 和/或舒张压＞100 mmHg）。

（5）胸部、腹部及颅部血管瘤。

（6）严重的甲状腺功能亢进。

（7）未经胸腔引流的气胸、巨大肺大疱；骨膜穿孔；近期眼部手术如白内障。

（8）活动性肺结核。

不良反应：咳嗽、胸闷、气促、喘鸣、心悸、轻微手颤、声嘶、咽痛、头痛、头晕等，一般休息后可自行缓解。

3. 肺功能检查注意事项

（1）检查前要充分休息，按医嘱进食。

（2）冠心病患者需随身携带急救药品，如速效救心丸，硝酸甘油等。

（3）舒张实验前按医嘱停用支气管扩张剂（β 受体兴奋剂 8 小时，茶碱类药物 12 小时，抗组胺药物 48 小时）。

（4）练习夹鼻用口呼吸：先平静呼吸，再用力呼吸，即深吸气后快速用力（爆发力）吹气并持续吹气 6 秒不中断（如吹蜡烛）。

间质性肺疾病肺功能：特征性改变为限制性通气功能障碍和弥散功能障碍。如肺总量、肺活量和功能残气量减少，不伴有气道阻力的增加，CO 弥散量下降，轻症患者于休息时可无低氧血症，但运动负荷时或重症患者通常存在低氧血症，PCO_2 可正常或降低，终末期可出现 II 型呼吸衰竭。

（三）支气管肺泡灌洗液

对 BAL 收集的肺泡灌洗液进行细胞分类及上清液中纤维连结蛋白、白介素及其受体等的生化、免疫测定，对 ILD 的诊断、活动性判断及疗效评估有一定价值。如活动期结节病的 BAL 液中，淋巴细胞所占百分率高，多超过 24%，以辅助 T 淋巴细胞（CD4）为主，CD4/CD8 >1.5。IPF 的 BAL 液中以中性粒细胞比值升高为主。外源性过敏性肺泡炎 BALF 中细胞学检查显示细胞总数增高，在细胞分类计数中淋巴细胞百分比明显增高。急性期可有嗜酸性粒细胞百分比增高，慢性期亦出现嗜中性粒细胞相对增高。BALF 中 T 淋巴细胞亚群检测，显示 $CD8^+$ 增多，$CD4^+$ 相对减少，$CD4^+/CD8^+$ 比值降低，免疫球蛋白 IgG 增高。肺泡蛋白沉积症 BALF 中细胞总数和淋巴细胞百分比增加，$CD4^+/CD8^+$ 比值增高，肺泡巨噬细胞相对减少。离心涂片，用 MGG 染色后，发现细胞外有大量的嗜碱性沉着物，胀大的泡沫状肺泡巨噬细胞和细胞碎片。这些细胞外物质和巨噬细胞的胞浆成分用抗淀粉酶染色显示 PAS 弱阳性。在电子显微镜下，其超微结构特征呈波浪形或有规律周期性的小板层体。与其他肺疾病相比，BAL 对 PAP 具有较高的诊断率，多数病例不做开胸肺活检。

（四）镓扫描

活动性肺泡炎区域通常有镓 - 67 的聚集，对判断病变的活动性有价值，为非创伤性检查，安全度较高，但难以鉴别 ILD 的类型及与非 ILD（如肺恶性肿瘤、细菌性肺炎、肺结核等）进行鉴别。

（五）肺组织活检

经支气管肺活检（TBLB）创伤性小、对肉芽肿性病变的诊断尤其是结节病的诊断阳性率可达 60% ~70%，如结合应用特殊组织病理技术或染色,对鉴别恶性疾病、感染、过敏性肺泡炎、肺组织细胞增多症等有一定价值。但因取材标本小(2～5 mm),尚不足以评估肺组织纤维化和炎症的程度,其总体诊断率约为25%。

开胸肺活检(OLB)的取材理想,可进行光镜、免疫荧光、免疫组化等组织学检查,对明确 ILD 类型、致病因子及研究发病机制均有重要价值。但创伤大,医疗费用高,重症 ILD 患者难以承受。

电视辅助胸腔镜手术(VATS)具有创伤小、并发症轻的优点,与 OLB 有相似的诊断价值,应成为今后 ILD 诊断的重要手段。

鉴于目前肺组织活检的开展极为有限,面对庞大的 ILD 病谱,尚无统一的诊断标准,应结合上述各项进行程序性逐步评估,最近 ATS 和 ERS 的联合专家委员会达成共识,提出了 IPF 诊断依据,可供参考。

在尚未做外科肺活检且诊断不能确定的免疫功能健全成人患者,如符合下列全部主要诊断标准及 4 项次要标准中的 3 项,其 IPF 的临床诊断正确率可明显增加。主要诊断标准:①除外已知原因的 ILD;②肺功能异常呈限制性通气功能障碍和(或)气体交换障碍;③HRCT 见双肺基底部网状阴影,伴轻微磨玻璃样改变;④TBLB 和 BAL 无支持其他疾病的证据。次要诊断标准:①年龄大于 50 岁;②隐匿起病、不能解释的运动后呼吸困难;③病程在 3 个月以上;④双侧肺底可闻及吸气性爆裂音(velcro 音)。

在外科手术肺活检呈现有 UIP 组织学改变且病因不明病例,如符合下列三方面条件,可明确诊断 IPF。①除外其他已知病因的 ILD;②肺功能异常包括:限制性通气功能障碍(VC↓伴 FEV1/FVC↑)和(或)气体交换障碍(PA-aO$_2$↑或 DLCO↓);③胸片及 HRCT 异常:胸片示肺周围区域的网状阴影,主要是双肺基底部不对称分布并伴有肺容积降低。HRCT 主要表现为斑片状阴影,伴较为局限的不同程度磨玻璃样阴影,严重病变区常可见牵拉性支气管扩张和(或)胸膜下蜂窝肺形成。

第三节 间质性肺疾病的命名及分类

现在弥漫性肺实质性疾病(DPLD)较间质性肺疾病更为确切而被普遍采用。

目前国际上将间质性肺疾病分为四类。①已知病因的 DPLD:如药物诱发性、职业或环境有害物质诱发性(铍、石棉)或胶原血管病的肺表现等。②特发性间质性肺炎,包括 7 种临床病理类型:特发性肺纤维化(IPF)/寻常型间质性肺炎(UIP),非特异性间质性肺炎(NSIP),隐源性机化性肺炎(COP)/机化性肺炎(OP),急性间质性肺炎(AIP)/弥漫性肺泡损伤(DAD),呼吸性细支气管炎伴间质性肺疾病(RB-ILD)/呼吸性细支气管炎(RB),脱屑性间质性肺炎(DIP),淋巴细胞间质性肺炎(LIP)。③肉芽肿性 DPLD:如结节病、外源性过敏性肺泡炎、Wegener 肉芽肿等。④其他少见的 DPLD:如肺泡蛋白质沉积症、肺出血-肾炎综合征、肺淋巴管平滑肌瘤病、朗格汉斯组织细胞增多症、慢性嗜酸性粒细胞性肺炎、特发性肺含铁血黄素沉着症等。

一、特发性肺纤维化

(一)定义

特发性肺纤维化是一种不明原因的肺间质炎症性疾病,原因不明的肺泡纤维化和弥漫性肺间质纤维化均为其同义词。典型的 IPF,主要表现为干咳、进行性呼吸困难,经数月或数年逐渐恶化,多在出现症状 3～8 年内进展至终末期呼吸衰竭或死亡。主要病理特点为肺间质和肺泡腔内纤维化和炎细胞浸润混合存在。尽管该病的发病机制还没有完全阐明,就其临床特征和病理足以说明这是一种特征性的疾病。IPF 的治疗尚缺乏客观的、决定性的预后因素或治疗反应,皮质激素(以下简称激素)或免疫抑制剂、细胞毒药物仍是其主要的治疗药物,但不足 30% 的患者有治疗反应,且可表现毒副反应。

特发性肺纤维化(IPF)是一种原因不明的以弥漫性肺泡炎和肺泡结构紊乱最终导致肺间质纤维化为特征的疾病。按病程有急性、亚急性和慢性之分,所谓 Hamman－Rich 综合征属急性型,临床更多见的则是亚急性和慢性型。现认为与免疫损伤有关。

2000 年美国胸科学会/欧洲呼吸学会(ATS/ERS)发表了特发性肺纤维化诊断和治疗的共识。历经 11 年,IPF 的临床和基础研究均取得了许多重要进展。2011 年来自美国胸科学会(ATS)、欧洲呼吸学会(ERS)、日本呼吸学会(JRS)和拉丁美洲胸科学会(ALAT)的间质性肺疾病(ILD)、特发性间质性肺炎(IIP)和 IPF 领域的著名专家,系统回顾了 2010 年 5 月前有关 IPF 的文献,共同制定了第一部以循证为基础的 IPF 诊断和治疗指南(简称 2011 指南),于 2011 年 3 月正式颁布。《2011 指南》认为 IPF 是慢性、进行性纤维化性间质性肺炎,仅发生于肺,病因不明,主要发生于老年患者,表现进行性加重的呼吸困难和肺功能恶化,预后很差,肺组织学/HRCT 有 UIP(寻常型间质性肺炎)型表现。

《2011 指南》中 IPF 的定义为原因不明、出现在成人、局限于肺、进行性致纤维化的间质性肺炎,其组织病理学和放射学表现为普通型间质性肺炎(UIP)。与 2000 年 IPF 的定义相比较,《2011 指南》在 IPF 的定义中保留组织病理学表现为 UIP 型的内容,但首次将放射学表现为 UIP 型写入 IPF 的定义,强调识别高分辨率 CT(HRCT)的 UIP 型表现的重要性。

(二)流行病学

目前仍无大规模的 IPF 流行病学研究,IPF 发病率和患病率主要依据研究人群进行估计。但总体上 IPF 发病率呈现明显增长的趋势。一项基于美国新墨西哥州伯纳利欧县人口的研究显示,IPF 发病率估计为男性 10.7/100 000,女性 7.4/100 000。来自英国的研究报道,IPF 总的发病率仅为 4.6/100 000,但 1991 年到 2003 年间 IPF 的发病率每年约增长 11%,此增长似乎与人口老龄化或轻症患者确诊率增加无关。以往报道整体人群中的 IPF 患病率为 2/100 000 ~ 29/100 000,患病率数据存在较大差异,可能与以往缺乏和未使用统一 IPF 定义,以及研究设计和研究人群不一致有关。根据最近一项来自美国大样本医疗保健数据库的登记资料,估计美国总人口中,IPF 患病率为 14.0/100 000 ~ 42.7/100 000,发病率为 6.8/100 000 ~ 16.3/100 000。目前不清楚 IPF 的发病率和患病率是否受地理、国家、文化或种族等多种因素的影响。

(三)IPF 高危因素

IPF 虽然定义为病因不明的疾病,但《2011 指南》指出 IPF 可能的高危因素有:①吸烟。吸烟危险性及家族性与散发的 IPF 发病明显相关,特别是每年吸烟超过 20 包。②环境暴露。IPF 与多种环境暴露有关,如暴露金属粉尘(铜锌合金、铅、钢)、木尘(松树)、务农、石工、抛光、护发剂,接触家畜、植物、动物粉尘等。③微生物因素。虽然目前不能确定微生物感染与 IPF 发病的关系,但有研究提示感染,尤其是慢性病毒感染,包括 EB 病毒、肝炎病毒、巨细胞病毒、人类疱疹病毒等可能与 IPF 发病有关。④胃食管反流。数项研究提示,多数 IPF 患者有异常的胃食管反流,异常的胃食管反流导致反复微吸入是 IPF 高危因素之一。但多数 IPF 患者为"隐性反流",缺乏胃食管反流的临床症状,因此容易被忽略。⑤遗传因素。家族性 IPF 为常染色体显性遗传,占所有 IPF 患者比例 <5%。家族性 IPF 可能存在易感基因。近期的全基因组研究发现,在染色体 4q31 上功能尚不清的 ELMOD2 可能是家族性 IPF 患者的易感基因。某些基因突变,如 SP - C 基因突变与家族性肺纤维化有关,但未在散发 IPF 发现该基因突变。罕见 SP - A2 基因的突变与家族性肺纤维化和肺癌有关。另有数项研究显示人类端粒酶逆转录酶遗传变异,或端粒酶 RNA 组分的编码基因发生突变与家族性肺纤维化和某些散发性 IPF 有关,在 15% 家族性肺纤维化和 3% 散发性 IPF 病例检测到此罕见基因突变的存在。多种编码细胞因子的基因多态性与 IPF 发病有关,其中许多细胞因子与 IPF 疾病的进展相关。以目前的认识,《2011 指南》并不推荐在临床评价中对家族性肺纤维化或 IPF 患者进行遗传学的相关检测。

(四)普通型间质性肺炎(UIP 型)HRCT 诊断

《2011 指南》对 UIP 型 HRCT 和组织病理学定义提出详细分级诊断标准,强调根据 HRCT 的 UIP 型特点可作为独立的 IPF 诊断手段。

UIP 型的 HRCT 特征:2000 年的 IPF 共识描述了 IPF 常见的 HRCT 表现为斑片状,以双侧、外周、下肺基底部为主的网状影,数量不等、范围有限的磨玻璃影;在病变较重的部位,通常有牵拉性支气管和细支气管扩张,和/或蜂窝样改变。但未提出具体的 IPF 的 HRCT 诊断标准。

《2011 指南》不仅将 HRCT 的 UIP 型表现列入 IPF 定义,而且强调根据 HRCT 的 UIP 型特点可作为独立的 IPF 诊断手段。该指南将 IPF 的 HRCT 表现具体分为典型 UIP 型、可能 UIP 型和不符合 UIP 型三种,对其进行了详细地描述及界定,提出 HRCT 具体的分级诊断标准(表 2.1),并附有 HRCT 图片,供相关专业人员参考。《2011 指南》指出典型 UIP 型的 HRCT 分布特征为基底部和外周,典型 UIP 型的 HRCT 表现为网状影,通常伴有牵拉性支气管和细支气管扩张,蜂窝样改变常见并且是确定诊断的关键,磨玻璃影虽然常见但范围小于网状影。

表2.1 UIP 型 HRCT 的分级诊断标准

典型 UIP 型(符合以下 4 项特征)	可能 UIP 型(符合以下 3 项特征)	不符合 UIP 型(符合以下任何一项)
以胸膜下、肺基底部分布为主	胸膜下、肺基底部分布为主	中上肺分布为主
异常的网状影	异常的网状影	支气管血管周围分布为主
蜂窝样改变伴或不伴牵拉性支气管扩张	无不符合 UIP 型中的任何一项(见第 3 栏)	磨玻璃影多于网状影
无不符合 UIP 型中的任何一项(见第 3 栏)		大量微结节影(两侧,上肺叶为主)
		孤立的囊性病变(多发,两侧分布,远离蜂窝区)
		弥漫性马赛克灌注/气体陷闭(两侧分布,累及 3 个及以上肺叶)
		支气管肺段、叶实变

《2011 指南》指出蜂窝样改变是 HRCT 确定 UIP 型诊断的关键。数项研究证实，HRCT 诊断 UIP 阳性预计值为 90%～100%。这些研究虽然仅包括有外科肺活检诊断的 IPF 患者，有选择性偏倚的影响，但证实了与外科肺活检诊断的 UIP 型比较，HRCT 对 UIP 型的诊断高度准确。如果 HRCT 无蜂窝样改变，其他影像学特征满足 UIP 诊断标准，可考虑为可能 UIP 型（表 2.1），需要外科肺活检确定诊断。当 HRCT 表现为以下任一条：中上肺叶分布为主；支气管血管周围分布为主；过多磨玻璃样改变；弥漫性微结节；多发囊性病变（但远离蜂窝区）；弥漫性磨玻璃改变；气体陷闭；支气管肺段实变，则为非 UIP，更应注意提示其他疾病的可能性，如非特异性间质性肺炎（NSIP）、亚急性过敏性肺泡炎等。HRCT 为非 UIP 型患者，外科肺活检组织病理仍然可能为 UIP 型。《2011 指南》明确指出对怀疑 IPF 患者行胸片检查用处不大。

（五）UIP 型组织病理学特征

UIP 最显著的组织病理学特点是低倍镜下病变的异质性，即伴有瘢痕的纤维化和蜂窝样病变，与轻微或正常肺组织呈局灶状交替分布。这些组织病理改变主要累及周围胸膜下肺实质或小叶间隔旁。肺间质炎症通常较轻，由淋巴细胞和浆细胞引起的肺泡间隔浸润组成，斑片状分布，并伴有 II 型肺泡上皮细胞和支气管黏膜的上皮细胞增生。纤维化病变区域主要有致密的胶原瘢痕，散在的增殖型成纤维细胞和肌成纤维细胞集合灶，即成纤维细胞灶。镜下蜂窝肺改变的区域是由囊性纤维气腔组成，常被覆有支气管上皮细胞，气腔内充满了黏液。在纤维化和蜂窝病变的区域内常可见明显的平滑肌增生。

《2011 指南》提出依据组织标本的病理学特征分为 UIP、可能

UIP、疑似 UIP 和非 UIP 四个诊断等级,具体诊断标准见表2.2。

表2.2　UIP 型组织病理学诊断标准

UIP 型(符合以下4项标准)	可能 UIP 型(符合以下3项标准)	疑似 UIP(符合以下3项标准)	非 UIP 型(符合以下任何一项)
明显的结构破坏和纤维化,伴或不伴胸膜下/间隔旁分布的蜂窝样改变 肺实质有斑片状纤维化 成纤维细胞灶 无不支持 UIP 的诊断特征,无提示其他诊断(见第4栏)	明显的结构破坏和纤维化,伴或不伴胸膜下/间隔旁分布的蜂窝样改变 肺实质有斑片状纤维化或成纤维细胞灶两项之一 无不支持 UIP 的诊断特征,无提示其他诊断(见第4栏),或仅有蜂窝样改变	斑片或弥漫肺实质纤维化,伴或不伴肺间质炎症 缺乏 UIP 其他诊断标准(见第1栏) 无不支持 UIP 的诊断特征,无提示其他诊断(见第4栏)	透明膜形成 机化性肺炎 肉芽肿 远离蜂窝区有明显炎性细胞浸润 病变以气道中心性分布为主 支持其他病理诊断的特征

　　UIP 的组织病理鉴别诊断特别是按照严格的 UIP 诊断标准相对简单。在病理鉴别诊断方面主要考虑由其他临床疾病引起 UIP,如结缔组织病、慢性过敏性肺泡炎、尘肺(特别是石棉肺)等。对有些肺活检标本仅有肺纤维化而不符合以上其他的 UIP 标准,《2011 指南》建议可用不能分类的肺纤维化术语描述。对这样的肺活检标本,无诊断其他疾病的组织病理特征,但有合适的临床背景和 HRCT 支持,经多学科讨论,可符合 IPF 诊断(表2.3)。

表2.3　结合 HRCT 和组织病理学表现的 IPF 诊断标准（需要多学科讨论）

HRCT 表现型	外科肺活检组织病理类型（如果有）	是否诊断 IPF？
典型 UIP 型	典型 UIP 型	是
	可能 UIP 型	是
	疑似 UIP 型	是
	不能分类的肺纤维化	是
	非 UIP 型	否
可能 UIP 型	典型 UIP 型	是
	可能 UIP 型	是
	疑似 UIP 型	可能是
	不能分类的肺纤维化	可能是
	非 UIP 型	否
不符合 UIP 型	典型 UIP 型	疑似
	可能 UIP 型	否
	疑似 UIP 型	否
	不能分类的肺纤维化	否
	非 UIP 型	否

（六）IPF 诊断标准

《2011 指南》首次提出根据 UIP 的 HRCT 特点可作为独立的 IPF 诊断手段，从而使新的诊断标准大大简化。许多研究证实 HRCT 诊断 UIP 准确性可达 90%～100%。因此新指南提出具备 UIP 典型 HRCT 表现者不必行病理活检，从而废除了 2000 年 ATS/ERS 共识中提出的主要和次要诊断标准。

1.诊断 IPF 条件　①排除其他间质性肺疾病(ILD)(例如:家庭或职业环境暴露相关 ILD,结缔组织疾病相关 ILD 和药物毒性相关 ILD)。②高分辨率 CT(HRCT)表现为 UIP 者,不建议行外科肺活检。③不典型者,可能、疑似诊断者,需接受肺活检。

2.IPF 诊断的正确性随着肺科临床专家、影像学专家和有 ILD 诊断经验的病理学专家进行多学科讨论后逐渐增加。影像学表现见图2.1。

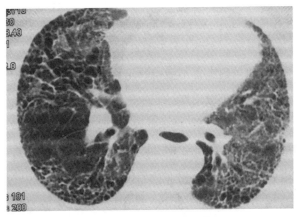

图2.1　IPF 影像学表现

3.年轻的患者,尤其是女性,结缔组织病相关的临床和血清学阳性表现会随着病情发展逐渐显现,而在起病初期可能尚未出现,这些患者(50 岁以下)应高度怀疑结缔组织病。

4.IPF 患者大多数不需要进行 TBLB(纤维支气管镜肺活检)和 BAL(支气管肺泡灌洗术)检查,少数不典型的患者行 TBLB 和 BAL 检查的目的主要是排除其他疾病,对 UIP 的诊断帮助不大。

5.即便患者缺乏相关临床表现,也应常规进行结缔组织病血清学检查,并且应该在随访过程中经常复查,一旦发现异常则应更改诊断。

6.关于多学科专家讨论　许多机构不可能做到正规的MDD,但至少应进行口头交流。

(七)IPF 治疗

对于 IPF,至今尚无肯定有效的药物治疗。《2011 指南》将大多数治疗措施改为不同强度的推荐意见。

推荐:长期氧疗、肺移植、肺康复训练(适用于多数 IPF 患者,但少数患者并不适用)。大多数急性加重的 IPF 患者,应使用皮质激素,但少数患者不适用。无症状的食管反流,大多数应该治疗,少数可不予以治疗。

不推荐:糖皮质激素、秋水仙碱、环孢素 A、糖皮质激素 + 免疫抑制剂、干扰素(IFN) - γ1b、波生坦、依那西普。

糖皮质激素 + N - 乙酰半胱氨酸 + 硫唑嘌呤、单用 N - 乙酰半胱氨酸、抗凝药物、吡非尼酮、机械通气(上述措施少数患者可尝试使用)大多数 IPF 患者合并的肺高压不应治疗,少数人可治疗。

(八)IPF 急性加重(AE - IPF)

近期观察显示每年有 5% ~ 10% 的患者出现急性加重。这可能继发于肺炎、肺栓塞、气胸或心脏衰竭。只有当无法确定导致急性呼吸衰竭的原因时,才能考虑 AE - IPF 的诊断。目前尚不清楚 AE - IPF 是否为 IPF 患者病程中固有的病理生理过程。用基因表达的方法检测,未能提示 IPF 急性加重患者存在感染的病因。

急性加重的诊断标准:①1 个月内发生无法解释的呼吸困

难加重;②低氧血症加重或气体交换功能严重受损;③新出现的肺泡浸润影;④无法用感染、肺栓塞、气胸或心脏衰竭解释。AE－IPF可以出现在病程的任何时间,偶尔也可能是IPF的首发表现。有报道胸部手术和BAL可导致急性加重。AE－IPF组织学表现为弥漫性肺泡损伤(DAD),少数表现为机化性肺炎,远离纤维化最重的区域。

（九）疾病分期和预后

以往用于IPF疾病分期的术语包括轻、中、重度,以及早期、进展期、终末期。以上分期主要根据静息时肺功能的指标和/或影像学异常的程度进行划分,还不清楚以上分期对临床处理决策的意义。专家委员会认为,从肺移植的最佳时机考虑,识别在2年内死亡危险性高的患者相当重要。但目前尚无决定肺移植最佳时间的预后指标。提示预后不良的相关因素和指标包括:肺活检标本中成纤维细胞病灶数量,用力肺活量(FVC)和肺一氧化碳弥散量(DLCO)下降,6分钟步行试验中氧饱和度下降的程度,HRCT的肺纤维化和蜂窝程度,肺功能和影像学指标的综合评分系统(CPI),血清表面活性蛋白A和D浓度的升高,血清和BALF生物学标记物(KL－6、SP－A和D;CCL18、MMP和纤维细胞),合并肺气肿、肺动脉高压。有限的资料及临床实践中观察到有些特定指标与死亡率的增加有关,包括:诊断时的基线呼吸困难水平,DLCO<40%预计值,6分钟步行试验的氧饱和度≤88%,HRCT蜂窝的范围,存在肺动脉高压,与基线纵向比较时呼吸困难的增加,FVC下降≥10%(与基线绝对值相比),DLCO下降≥15%(与基线绝对值相比),HRCT肺纤维化增加。

在过去的 20 年间,肺纤维化导致的死亡率在增加,且随年龄增加。近期美国的资料显示,1992 年至 2003 年肺纤维化导致的死亡率明显增高。应用严格的 IPF 定义,2003 年 IPF 的死亡率男性为 61.2/10 万,女性为 54.5/10 万。在日本,估计 IPF 的死亡率男性为 33/10 万,女性为 24/10 万。因 IPF 死亡导致死亡率增加的影响高于某些癌症。IPF 的最常见死亡原因是肺部本身病变的进展(60%),其他的死亡原因包括冠状动脉疾病、肺栓塞和肺癌。

二、特发性非特异性间质性肺炎

2000 年和 2002 年的 ATS/ERS 分类都认同了特发性 NSIP (INSIP)在 IIP 家族中的地位。NSIP 发病以中老年为主,可发生于儿童,平均年龄 49 岁,起病隐匿或呈亚急性经过。临床表现为呼吸困难和咳嗽,病程通常为 6~7 个月,女性患者多见,多为不吸烟者,多发生在 50~60 岁年龄段。大多数病例肺功能显示限制性通气障碍。病因不清,部分患者可伴有某些潜在的结缔组织疾病、有机粉尘的吸入、某些药物反应以及急性肺损伤的缓解期等。与 UIP 相比,大部分 NSIP 患者对皮质激素有较好的反应和相对较好的预后,5 年内病死率为 15%~20%。与特发性肺纤维化和普通型间质性肺炎、脱屑性间质性肺炎、急性间质性肺炎一样属于一种独立疾病,有自己的临床特点、病理学表现和治疗特性。

影像学特点:折叠。高分辨 CT 显示双肺呈对称性毛玻璃影或双肺肺泡腔的实变影(图 2.2)。

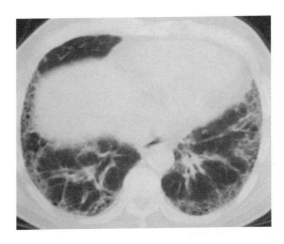

图2.2 NSIP 的影像学表现

NSIP 的组织学特征包括不同程度的间质炎症和纤维化,具有一致性的外观。富含细胞型 NSIP 显示轻度到中度的间质慢性炎症浸润,基本没有纤维化;纤维化型 NSIP 显示间质增厚,为新旧一致的纤维化,肺泡结构完整,伴不同程度的细胞炎症。NSIP 在 HRCT 的表现主要为成片状的磨玻璃样改变,尤以胸膜下区域明显,有时还可见到小片实变及不规则线状影、支气管血管纹理增厚及牵引性支气管扩张,而蜂窝样变则很少见。

主要病理学特征为肺间质不同程度的炎症和纤维化。根据其间质炎性细胞的数量和纤维化的程度,Katzenstein 和 Fiori 将 NSIP 分成 3 型:①富含细胞型,约占50%,主要表现为间质的炎症,很少或几乎无纤维化,其特点为肺泡间隔内淋巴细胞和浆细胞的混合浸润,其炎性细胞浸润的程度较 UIP 和 DIP 等其他类型的间质性肺病更为突出。与 LIP 相比,此型肺泡结构没有明显的破坏,浆细胞的浸润数量更为突出。间质炎症常常伴有肺泡呼吸上皮的增生。②混合型,约占40%,间质有大量的慢性炎细胞浸润和明显的胶原纤维沉着。此型与 UIP 不易鉴别,区别的要点是该病全肺的病变相对一致,无蜂窝肺,部分可见纤维母细胞灶,但数量很少。③纤维化型,约占 10%,肺间质以致密的胶原纤维沉积为主,伴有轻微的炎症反应或者缺乏炎症。很少出现纤维母细胞灶,病变一致是不同于 UIP 的鉴别要点。

NSIP 区别于 UIP 的最重要的临床特点是预后明显优于后者。NSIP 对皮质激素的反应良好,绝大部分患者症状能改善甚至完全缓解。

三、隐源性机化性肺炎

隐源性机化性肺炎(cryptogenic organizing pneumonia,COP)属于特发性间质性肺炎的一种类型。以往由于病理活检率低、并且与其他继发性机化性肺炎未加以区分,因此认为本病并不多见。但随着对 COP 认识的不断提高,诊断的病例数逐年增多,说明本病并不少见,只是以往诊断手段有限,相当一部分患者被误诊或漏诊。隐源性机化性肺炎是指原因不明的机化性肺炎。1985 年 Epler 等将同样的病变定义为“闭塞性细支气管炎伴机化性肺炎”。

COP 的诊断必须在获得性机化性肺炎病理诊断基础上,结合临床、影像及其他辅助检查资料进行综合分析,排除可能导致机化性肺炎的其他疾病后,方能考虑为原因不明的机化性肺炎,即 COP。

(一)临床表现

文献报道本病多为亚急性起病,病情较轻;偶有急性起病者临床表现同 ARDS。主要临床表现分为两大类:一类为呼吸系统症状和体征,包括咳嗽、气促、咯血、胸痛、肺部细湿啰音等,无哮鸣音;另一类为全身症状和体征,包括低热、盗汗、乏力等,不出现杵状指。临床往往诊断为肺部感染,但抗生素无效。我院病例临床特点基本与文献报道相符,但个别病情严重者有杵状指和肺部哮鸣音,而且肺容积缩小明显,需与 UIP 鉴别。全身症状发生率较低,仅占 12%,主要以咳嗽、咳痰和呼吸困难等呼吸系统症状为主。总体上看,COP 缺乏临床特征性,与其他呼吸系统疾病并无太多区别,因此仅靠临床表现进行鉴别诊断的难度较大。

（二）影像学特点

最典型的影像学表现:斑片状肺泡实变影,通常为两侧、靠近胸膜周边分布,多有迁徙性或游走性(图 2.3)。

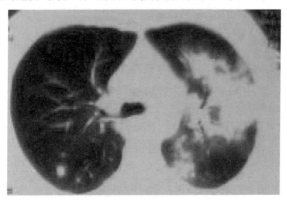

图 2.3　COP 的影像学表现

第二种较为典型的表现:单发病灶,呈结节样或团块状,常出现在上叶。有些患者无症状,通过外科手术后得以治愈。有些表现为慢性肺部炎症,持续发热,用抗生素无效,其中部分患者可出现咯血,HRCT 上可见团块中出现空洞。

第三种典型的影像学表现:肺间质的浸润影,起初多为胸膜下的网状影,后期出现蜂窝肺。此型容易与 NSIP 和 UIP 混淆,主要依靠病理活检帮助鉴别。

其他各种影像学表现均有报道,但相对较少见,包括小结节影、不规则条索和线状影,有时可见胸膜下弧形线、支气管壁增厚、肺泡扩张、结节内多发空腔,有时可见反晕征(即中心为毛玻璃影,外周为新月形的实变环绕)或指环征、偶有气胸或纵隔气肿。

(三)治疗方法

皮质激素是主要治疗措施,临床症状常在 48 小时内得到改善,影像学病变常常在几周内明显吸收。虽然皮质激素用于 COP 的治疗已有 20 余年的历史,但目前尚未摸索出最佳的剂量和疗程。激素起始剂量、减量方法、疗程等的选择是 COP 治疗过程中比较棘手的问题。根据 COP 容易复发,激素疗效通常较好等特点,激素的使用应重点权衡疗效和副作用两个方面,理想的选择是:以最小的剂量和较短的疗程,达到最好的疗效和最少的副作用。

四、急性间质性肺炎

急性间质性肺炎(AIP)为一种罕见的发展迅速的暴发性肺损伤。为肺的急性损伤性病变。1944 年,Hamman 和 Rich 报道了一小组以暴发起病、快速进展为呼吸功能衰竭并迅速死亡为特征的肺部疾病。虽然这类患者的胸片提示有广泛的肺部弥漫性浸润影,但病理检查中并无类似细菌性肺炎的肺泡腔中大量炎性细胞的浸润;而是特异性地表现为肺间质中结缔组织的弥漫增生。故而,他们将这种新的疾病命名为"急性弥漫性间质纤维化",即人们所知的 Hamman – Rich 综合征。由于从临床角度看,该综合征可以等同于不明病因的急性呼吸窘迫综合征(ARDS),而组织学上它又属于弥漫性肺泡损伤(DAD)。1986年,Katzenstein 报道了 8 例与 Hamman - Rich 综合征相似的病例:均有急性呼吸衰竭,并在症状出现的 1~2 周内使用机械通气;7 例在半年内死亡,1 例康复。组织学上主要为肺泡间隔增厚水肿,炎症细胞浸润,活跃的成纤维细胞增生但不伴成熟的胶原沉积,广泛的肺泡损伤和透明膜形成。所以,他正式提出以急性间质性肺炎取代使用多年的 Hamman - Rich 综合征等相关名词,并纳入特发性间质性肺炎范畴。

(一)临床特点

急性间质性肺炎罕见,为肺的急性损伤性病变。起病急剧(数日至数周内),表现为发热、咳嗽和气急,继之出现呼吸衰竭,酷似原因不明的特发性 ARDS。平均发病年龄 49 岁,无明显性别差异。常规实验室检查无特异性。AIP 病死率极高(> 60%),多数在 1~2 个月内死亡。

AIP 起病突然、进展迅速、迅速出现呼吸功能衰竭,多需要机械通气维持,平均存活时间很短,大部分在 1~2 个月内死亡。AIP 的发病无性别差异,文献中的发病年龄范围是 7~83 岁,平均 49 岁。大多数患者既往体健、发病突然,绝大部分患者在起病初期有类似上呼吸道病毒感染的症状,可持续几天至几周,后经广泛研究并无病毒感染的证据。半数以上的患者突然发热、干咳,继发感染时可有脓痰;有胸闷、乏力、伴进行性加重的呼吸困难,可有发绀、喘鸣、胸部紧迫或束带感;很快出现杵状指(趾)。双肺底可闻及散在的爆裂音,部分患者可发生自发性气胸。抗生素治疗无效,多数于两周至半年内死于急性呼吸衰竭和右心功能衰竭。如早期足量应用糖皮质激素,病情可缓解甚至痊愈。

（二）诊断

本病并没有特异性的临床诊断指标，所以最重要的是想到该病存在的可能。之后应在 AIP 和 ARDS 之间做出鉴别，后者往往都有比较明确的诱因，而前者则多难发现。若要明确诊断，就得依赖临床诊断和肺组织活检，尤其是开胸肺活检。AIP 的影像学表现（图 2.4）与 ARDS 差别不大，或者说它并不具备特异性。在早期，部分患者的胸部平片可以正常；多数则为双肺中下野散在或广泛的点片状、斑片状阴影，此时与支气管肺炎不易鉴别。随着病情的进行性加重，双肺出现不对称的弥漫性网状、条索状及斑点状浸润性阴影，并逐渐扩展至中上肺野，尤以外带明显；但肺尖部病变少见，肺门淋巴结不大；偶见气胸、胸腔积液及胸膜增厚。胸部 CT 多为双肺纹理增粗、结构紊乱、小片状阴影并可见支气管扩张征；也有双侧边缘模糊的毛玻璃样改变，或为双侧广泛分布的线状、网状、小结节状甚或实变阴影，偶见细小蜂窝样影像。

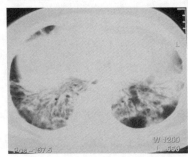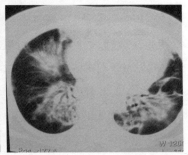

图 2.4　AIP 影像学表现

（三）治疗

由于对病因和发病机制尚知之甚少，所以对本病并无特异性的治疗手段。综合有限的文献资料，可以认为，AIP 是一种具有潜在逆转可能的急性肺损伤性疾病,如在病变早期及时治疗可完全康复而不遗留肺部阴影或仅有少许条索状阴影。本病对肾上腺皮质激素反应尚好,而且应该早期、大量和长期应用。此外,还可联合应用免疫抑制剂。单纯的药物治疗是远远不够的,急速恶化的呼吸功能衰竭往往是主要的致命因素,所以,机械通气通常是必需的。

五、呼吸性支气管炎伴间质性肺病

呼吸性细支气管炎伴间质性肺病(RBILD)在20世纪80年代初被认识,患者均为吸烟者或曾经吸烟者。最初认为它是在病理学方面与脱屑性间质性肺炎(DIP)近似的一种疾病。但现在认为RBILD与DIP是吸烟对小气道和肺实质损伤不同严重度的表现,即同一种疾病的两种不同结局,甚至主张用RBILD替代DIP。对此意见尚不一致。RBILD主要见于大量吸烟、接触污染环境和工业污染物的人群。可能为吸入刺激物的非特异性细胞反应。

(一)临床表现

几乎所有RBILD患者均为吸烟者,发病年龄通常在30~40岁,起病隐匿。大部分病人无症状或仅有轻微症状,包括轻度咳痰和气急。但也有严重气急、活动性低氧血症和咯血的病例报道,所以肺功能严重受损不能作为排除RBILD诊断的依据。肺底可闻及吸气末爆裂啰音。杵状指少见。

(二)检查

胸部CT和HRCT检查缺乏特异性表现,最常见的表现是不同程度的斑片状毛玻璃样改变和小叶中心性结节,主要见于下肺;亦可见于肺不张、小叶内或小叶间肺间质增厚、肺气肿和外周性肺大疱(图2.5)。

肺功能常为限制性或混合性通气功能障碍和弥散量轻度降低。偶有肺功能正常者。肺容积增加提示在阻塞的细支气管内有气体陷闭。静息或活动时可存在轻度低氧血症。

支气管肺泡灌洗液细胞总数可能增高,但细胞分类与普通吸烟者或患有IPF的吸烟者类似,均有大量巨噬细胞,偶有少量的中性粒细胞。

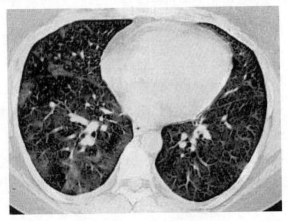

图2.5 RBILD影像学表现

(三)诊断

根据患者的大量吸烟史、临床症状和体征、影像学检查可诊断为RBILD,确诊仍需进行肺活检等病理学检查。

(四)治疗

停止吸烟对RBILD患者至关重要,戒烟后患者的临床症状和肺功能将得到改善。糖皮质激素治疗有效。应尽量避免使用不必要的细胞毒药物。约22%患者未经任何治疗可部分或完全缓解。RBILD预后良好。

六、脱屑性间质性肺炎

脱屑性间质性肺炎(DIP)是较少见的一种特发性弥漫性间质性肺炎,几年前从 IPF 中分离出来,但 1999 年 ATS 和 ERS 在 IPF 的鉴别诊断中赋予其新的内容。因为 DIP 在组织病理学、临床、治疗和预后等方面与 RBILD 有很多相似之处,特别是发病主要因素都与长期吸烟有密切关系,支气管壁和肺泡腔上的炎性细胞都含有大量的棕色素巨噬细胞,因此 1998 年 Katzenstein 和 Myers 将其归为一类,即 DIP/RBILD。但 1999 年 ATS 和 ERS 新的分类又将其各自独立。

(一)病因

DIP 的病因至今不明,与 RBILD 一样,发病与长期吸烟有密切关系,文献报道,发病者有 85% ~90% 有长期吸烟史。但原因复杂,文献报道与各种无机粉尘吸入和燃烧的塑料气味吸入也有关。现在多数学者认为此病与多种因素有关,吸烟则是其重要的发病因素。

(二)临床表现

DIP 患者绝大多数有长期吸烟史。因此男:女约为 2:1。本病多见于中老年人,亚急性或相对隐匿性发病。以持续性或阵发性干咳,活动后气短、发绀为主要症状,30% ~50% 有不同程度的进行性呼吸困难。主要在两肺底闻及爆裂音,约 50% 有杵状指(趾)。晚期可出现肺间质纤维化,并发肺大疱、自发性气胸等。

(三)诊断

X 线胸片有特征性变化,约 75% 的患者具有十分相似的肺部阴影,主要表现为一个三角形阴影,自肺门沿心脏向两肺基底伸展,三角形的底在侧面,尖在心膈角处,阴影模糊呈磨玻璃状,自肺门向下放射的纹理明显增粗,为扩张的肺血管影。阴影在心缘部增浓,肺外围变浅和减少。这种典型阴影有时可持续4~6年不变,有的则在数月内发生变化或逐渐吸收。25%的患者可表现为弥漫性模糊的斑点状肺阴影,或除了有肺基底三角形阴影外,同时还有自肺门向上肺野呈放射性线条状和点片状的模糊阴影。总观肺野,呈现一种"脏肺"面貌。HRCT上有50%~70%呈磨玻璃表现,也可有灶性、片状阴影。主要病变分布在下肺和中肺野。50%~60%有不同程度的纤维化,但远比IPF为轻,也很少有蜂窝肺。部分病例出现胸膜下肺大疱,易并发自发性气胸。支气管肺泡灌洗液中呈以淋巴细胞、肺泡巨噬细胞和浆细胞为主的炎性改变。DIP的病理与RBILD很相似,不同之处是在RBILD组织病理学改变的基础上,肺泡腔内还聚集了大量的棕色素巨噬细胞(图2.6)。

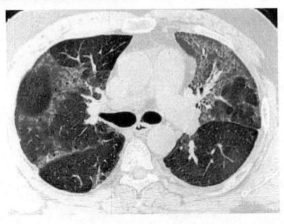

图2.6　DIP影像学表现

（四）治疗

戒烟,有助于病变的恢复;肾上腺糖皮质激素;对症治疗,如吸氧、止咳等治疗措施。

本病预后明显优于 IPF,经系统治疗,有 60% ～70% 的肺部病变会不同程度吸收,甚至痊愈。约 70% 的患者可存活 10 年以上。

七、外源性过敏性肺泡炎

外源性过敏性肺泡炎是反复吸入某些具有抗原性的有机粉尘所引起的过敏性肺泡炎,常同时累及终末细支气管。美国文献多用过敏性肺炎的病名。国内报道的主要有农民肺、蔗渣工肺、蘑菇工肺、饲鹦鹉工肺和湿器器肺等。虽然其病因甚多,但病理、临床症状、体征和 X 线表现等极为相似。

（一）病因学

外源性过敏性肺泡炎病因甚多,常见的有放线菌和真菌孢子、动植物蛋白质、细菌及其产物、昆虫抗原和某些化学物质等有机尘埃。有些尘埃的抗原性质至今尚未明确。一般认为,农民肺的病因主要是普通高温放线菌。近年来,国内学者相继报道了另一株与农民肺有关的高温放线菌即热吸水链霉菌。在许多抗原中,以嗜热放线菌最为常见和重要,特别是微小多孢子菌,其次是普通高温放线菌。该菌具有真菌的形态,但属于细菌。在潮湿、温热、霉烂的有机物中孳生,堆肥、泥土、食物和污染的水中含大量该菌。农民吸入发霉的干草、谷物和蔗末等常易发病。种植蘑菇的肥料和生产环境的空气中存在较多嗜热放线菌,并以普通高温放线菌为主,种植者吸入可导致蘑菇工肺。

禽类饲养者肺(如饲鸽工肺、饲鹦鹉工肺等)是由于鸟血清、鸟粪排泄物、鸟羽粉霜和鸟卵等引起。有人认为鸽羽毛上的粉霜是一种约 1 μm 大小的角蛋白微粒抗原,其致病作用较鸽血清及排泄物更为重要。另有国内报道的绢纺织工人吸入车间空气中的桑蚕丝粉尘(可能为丝胶蛋白)而引起过敏性肺泡炎。湿化器、空调器肺的病因是白色嗜热放线菌。化学工业中应用颇广的甲苯二异氰化物、邻苯二酸酐等吸入后,其半抗原作用也可能引起过敏性肺泡炎。关于烟草种植者、茶叶种植者病等,其抗原性质尚未完全清楚。

(二)临床表现

1. 急性型　短期内吸入高浓度抗原所致。起病急骤,常在吸入抗原 4~12 小时后起病。先有干咳、胸闷,继而发热、寒战和气急、发绀。常伴有窦性心动过速,两肺可闻及细湿啰音。10%~20% 患者可有哮喘样喘鸣。白细胞总数增多,以中性粒细胞为主。一般在脱离接触后数日至一周症状消失。

2. 慢性型　因反复少量或持续吸入抗原引起。起病隐匿,但呼吸困难呈进行性加重,严重者静息时有呼吸困难。晚期因弥漫性肺间质纤维化的不可逆组织学改变,患者出现劳力性呼吸困难,体重减轻。两肺闻及弥漫性细湿啰音。伴有呼吸衰竭或肺源性心脏病。

(三)辅助检查

1. X 线　按病期和疾病程度而异。早期或轻症患者可无异常发现,有时临床表现和 X 线改变不一致。典型病例急性期在中、下肺野可见弥漫性肺纹理增粗,或细小、边缘模糊的散在小结节影。病变可逆转,脱离接触后数周阴影吸收。慢性晚期,肺部呈广泛分布的网织结节状阴影,伴肺体积缩小。常有多发性小囊性透明区,呈蜂窝肺。

2.肺功能 典型改变为限制性通气障碍,用力肺活量和肺总量减低,1 秒率增高。一氧化碳弥散量和肺顺应性均减低。重症和晚期患者动脉血氧饱和度降低。慢性期患者肺功能损害多为不可逆。

3.血清学检查 沉淀抗体阳性反应提示人体曾接触相应的抗原。如果有相应接触史、症状和体征、X 线表现,阳性反应对诊断极有帮助。

4.支气管肺泡灌洗 外源性变应性肺泡炎的支气管肺泡灌洗液中,淋巴细胞比例增高,IgG 和 IgM 的比例也增高。近年来许多研究者认为支气管肺泡灌洗液对外源性变应性肺泡炎的诊断价值很大,可以免做肺活检,有助于早期治疗,阻止疾病发展。

5.激发试验 如临床怀疑此病,而血清学检查阴性患者,可做激发试验。有研究者对农民用发霉干草提取液雾化吸入,大部分患者有反应,如发热、白细胞增多、每分钟通气量增加等,而对照组无反应。由于外源性变应性肺泡炎激发试验未标准化,对于已经肯定能引起肺部症状的抗原,不宜做此试验,尤其是肺功能损害较为严重者。

(四)治疗

脱离抗原接触;糖皮质激素,疗程 3 ~ 6 个月;对症治疗:吸氧等。

八、结节病

结节病是一种肉芽肿炎症性疾病,病因不明,以侵犯肺实质为主,并累及全身多脏器,如淋巴结、皮肤、关节、肝、肾及心脏等组织,临床经过较隐匿,患者可因完全性房室传导阻滞和(或)充血性心力衰竭而猝死,甚至以猝死为首发症状。

(一)临床表现

结节病为全身性疾病,除心脏外,其他脏器尤其是肺、淋巴结、皮肤等均可受累。可有发热、不适、厌食、体重减轻、干咳、哮鸣、呼吸困难、斑点或丘疹样皮疹以及关节痛等。此外,眼部多表现为葡萄膜炎症;累及结膜、视网膜、泪腺者可引起视力障碍。当结节病患者有气管旁淋巴结肿大并伴某些急性周围性关节炎、葡萄膜炎和结节性红斑病变时称急性结节病或 Laeffgren 综合征;而有葡萄膜炎伴腮腺炎和面神经麻痹者则被称为 Heerfordt 综合征。

(二)诊断

结节病的诊断取决于临床症状和体征及组织活检,并除外其他肉芽肿性疾病。其诊断标准可归纳为:①胸部影像学检查显示双侧肺门及纵隔淋巴结对称性肿大,伴或不伴有肺内网格、结节状或片状阴影(图 2.7);②组织学活检证实有非干酪性坏死性肉芽肿,且抗酸染色阴性;③SACE 或 SL 活性增高;④血清或 BALF 中 sIL-2R 高;⑤旧结核菌素(OT)或 PPD 试验阴性或弱阳性;⑥BALF 中淋巴细胞 $>10\%$,且 $CD4^+/CD8^+$ 比值 ≥ 3 ;⑦高血钙、高尿钙症;⑧Kveim 试验阳性;⑨除外结核病或其他肉芽肿性疾病。以上 9 条中,①、②、③为主要条件,其他为次要条件。

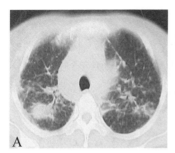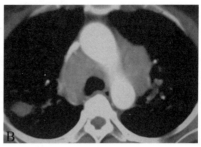

图2.7　结节病影像学表现

（三）治疗

因多数患者可自行缓解,病情稳定、无症状的患者无需治疗。凡症状明显的Ⅱ、Ⅲ期患者及胸外结节病如眼部结节病,神经系统有结节病侵犯皮肤、心肌,血钙、尿钙持续增高,SACE水平明显增高等可用激素治疗。常用泼尼松,4周后逐渐减量,维持一年或更长。长期服用糖皮质激素应严密观察激素的副作用,其次可选用氯喹、甲氨蝶呤、硫唑嘌呤等治疗。

凡能引起血钙、尿钙增高的药物如维生素D,均列为禁忌。

（四）预后

与结节病的病情有关。急性起病者,经治疗或自行缓解,预后较好;而慢性进行性疾病,侵犯多个器官,引起功能损害,肺广泛纤维化或急性感染等则预后较差。死亡原因常为肺源性心脏病或心肌、脑受侵犯。

九、韦格纳肉芽肿

韦格纳肉芽肿(Wegener's granulomatosis,WG)是一种以上

下呼吸道坏死性肉芽肿性血管炎、肾小球肾炎和小血管炎改变为特征的原因不明的疾病。临床和组织病理学研究表明,WG有局限型和弥漫型。局限型常见,病变局限于上下呼吸道,预后较好。弥漫型以全身广泛的血管炎、血管病变所导致的坏死性新月体型肾小球肾炎、肺毛细血管炎及其相伴随的综合征为特征,表现为上呼吸道、肺脏和肾脏受累三联症,常因急性肾功能衰竭而死亡。

(一)诊断

1. 临床表现

(1)上呼吸道症状　上呼吸道症状是本病主要的表现,症状轻重不一,可以是鼻塞、流涕、咽痛和声音嘶哑,也可有副鼻窦炎、中耳炎和气管炎的表现。

(2)肺部症状　60%～95%的WG患者累及肺脏,主要症状有干咳或咳黄脓痰、咯血、胸痛和呼吸困难。少数患者伴有胸腔积液。

(3)肾脏　70%～85%的患者有肾小球肾炎,表现为蛋白尿或显微镜下血尿或红细胞管型。

(4)其他脏器和全身症状　系统性血管炎经常涉及几个器官(如关节、眼、皮肤、中枢神经系统、心脏)。20%～50%的患者有眼部病变,表现为结膜炎或巩膜炎或葡萄膜炎。

2. 辅助检查

(1)血液常规化验　轻度贫血,外周血白细胞总数可增高,以中性粒细胞增高为主,偶有嗜酸性粒细胞增多。

(2)血清学试验　血沉明显增快,免疫球蛋白增加,尤以IgA增高显著,C反应蛋白和免疫复合物可增高,类风湿因子可呈阳性。

(3)抗中性粒细胞胞浆抗体(ANCA)　ANCA 的滴度增高(主要是 c - ANCA)见于 90%以上的弥漫型 WG 患者。如果病变累及范围比较小,则只有 2/3 的患者有血清 ANCA 水平的提高。ANCA 水平的高低与疾病的活动性有关。

(4)X 线　X 线胸片最常见的异常是多发结节影或浸润影,结节影多呈圆形,边界清楚,常伴空洞形成,罕见液平。浸润影表现多样,可以是弥漫或散在的低密度影,或自行消散,或融合成团。也可以是致密的实变影,边缘模糊,可以见到空气支气管征或灶性空洞。此外,还可以有气道局部狭窄、肺段或肺叶不张、胸膜肥厚或胸水。纵隔淋巴结肿大罕见。副鼻窦 X 线检查显示 80%以上的患者有鼻窦炎或骨质破坏。

(5)CT 检查　胸部 CT 检查可见到多发的大小不等的结节团块影,其中可见空洞或空气支气管征。病灶周围可以有放射状的线状瘢痕或毛刺。颅脑 CT 可以显示鼻、喉、鼻窦和眼眶受累的表现。

(6)肺功能　显示肺容量降低和弥散量降低,气道阻塞可能反映气管或支气管有肉芽肿性病变或狭窄。

(7)组织活检　WG 的诊断需要活检证实,肉芽肿、小血管炎和坏死是主要的组织学诊断标准。鼻窦、鼻咽或口咽部位的活检主要显示非特异性炎症或坏死,不足 20%的病理显示血管炎。因为经支气管镜活检的确诊率不足 10%,所以经常需要外科(开胸或经胸腔镜)肺活检进行肺部 WG 的确诊。经皮肾穿刺显示灶性和节段性肾小球肾炎,偶尔显示血管炎。

（二）治疗

1.联合治疗　应用环磷酰胺联合糖皮质激素是 WG 的首选治疗。

（1）环磷酰胺：每天 2 mg/kg，每日早晨服用一次。应该调节剂量保持外周血的白细胞数大于 $3 \times 10^9/L$ 和血小板大于 $100 \times 10^9/L$。在临床症状完全缓解和生化指标恢复正常后，环磷酰胺的剂量可以按每 2~3 个月减少 25 mg 的速度递减，疗程至少一年。

（2）糖皮质激素：一般选用泼尼松口服，治疗应该个体化。泼尼松按每天 1 mg/kg 的剂量给予，连续 2 周或临床症状缓解后，开始减量，在 2 个月内将剂量减为 30 mg/d，在 6 个月内减到 20 mg/d，到 12 个月时，减到 10 mg/d。

2.替代治疗　如果患者出现了环磷酰胺的严重副作用，或者轻型病例不一定需要环磷酰胺治疗，可以给予其他免疫抑制剂如氨甲蝶呤或硫唑嘌呤（和泼尼松合用）。氨甲蝶呤用法是 20 mg/周，一周一次。

3.辅助治疗　甲氧苄胺嘧啶/磺胺甲基异恶唑（TMP/SMX）具有减少复发或感染的作用，可以作为一种辅助治疗手段。对于轻症非活动性或环磷酰胺和泼尼松联合治疗无效的活动性进行性加重的 WG 患者，可以考虑使用 TMP/SMX。

4.WG 的并发症治疗

（1）鼻窦或下呼吸道的化脓性感染是常见的并发症，需要积极的抗菌药物治疗。慢性鼻窦炎，如果内科治疗无效，则需要外科引流。

（2）继发于气管狭窄的上气道梗阻可能需要外科进行气管

扩张或气管切除。

（3）对于终末期肾功能衰竭的患者,如果控制了系统性血管炎,肾脏移植可能会有一定的效果。

（4）WG 继发肺出血的处理:对严重的肺泡出血应该先采用静脉冲击甲泼尼松龙(每天 1 g,连续 3 天),接着糖皮质激素逐渐减量,并联合应用环磷酰胺(2 mg/kg/d,口服或静脉用药)。

十、类风湿关节炎继发间质性肺疾病

（一）概述

类风湿关节炎(rheumatoid arthritis,RA)是一种以侵蚀性关节炎为主要表现的全身性自身免疫病。本病以女性多发。男女患病比例约为1:3。RA 可发生于任何年龄,以 30 ~ 50 岁为发病的高峰。我国大陆地区的 RA 患病率为 0.2% ~0.4%。本病表现为以双手和腕关节等小关节受累为主的对称性、持续性多关节炎。病理表现为关节滑膜的慢性炎症、血管翳形成,并出现关节的软骨和骨破坏,最终可导致关节畸形和功能丧失。此外,患者尚可有发热及疲乏等全身表现。血清中可出现类风湿因子(RF)及抗环瓜氨酸多肽(CCP)抗体等多种自身抗体。

（二）临床表现

1. 症状和体征　RA 的主要临床表现为对称性、持续性关节肿胀和疼痛,常伴有晨僵。受累关节以近端指间关节,掌指关节,腕、肘和足趾关节最为多见;同时,颈椎、颞颌关节,胸锁和肩锁关节也可受累。中晚期的患者可出现手指的"天鹅颈"及"纽扣花"样畸形,关节强直和掌指关节半脱位,表现掌指关节向尺侧偏斜。除关节症状外,还可出现皮下结节,称为类风湿结节;

心、肺和神经系统等受累。

2.实验室检查　RA 患者可有轻至中度贫血,红细胞沉降率(ESR)增快,C 反应蛋白(CRP)和血清 IgG、IgM、IgA 升高,多数患者血清中可出现 RF、抗 CCP 抗体、抗修饰型瓜氨酸化波形蛋白(MCV)抗体、抗 P68 抗体、抗瓜氨酸化纤维蛋白原(ACF)抗体、抗角蛋白抗体(AKA)或抗核周因子(APF)等多种自身抗体。这些实验室检查对 RA 的诊断和预后评估有重要意义。

(三)诊断标准

RA 的诊断主要依靠临床表现、实验室检查及影像学检查(图 2.8)。2009 年 ACR 和欧洲抗风湿病联盟(EULAR)提出了新的 RA 分类标准和评分系统,即:至少 1 个关节肿痛,并有滑膜炎的证据(临床或超声或 MRI);同时排除其他疾病引起的关节炎,并有典型的常规放射学 RA 骨破坏的改变,可诊断为 RA。

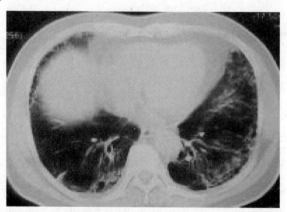

图 2.8　类风湿关节炎继发间质性肺疾病影像学表现

（四）治疗

RA治疗的目的在于控制病情，改善关节功能和预后。应强调早期治疗、联合用药和个体化治疗的原则。治疗方法包括一般治疗、药物治疗、外科手术和其他治疗等。

1. 一般治疗 强调患者教育及整体和规范治疗的理念。适当的休息、理疗、体疗、外用药、正确的关节活动和肌肉锻炼等对于缓解症状、改善关节功能具有重要作用。

2. 药物治疗

（1）非甾体类抗炎药（NSAIDs） 这类药物主要通过抑制环氧化酶（COX）活性，减少前列腺素合成而具有抗炎、止痛、退热及减轻关节肿胀的作用，是临床最常用的RA治疗药物。

（2）改善病情抗风湿药（DMARDs） 该类药物较NSAIDs发挥作用慢，需要1～6个月，故又称慢作用抗风湿药（SAARDs）。这些药物不具备明显的止痛和抗炎作用，但可延缓或控制病情的进展。临床上对于RA患者应强调早期应用DMARDs。病情较重、有多关节受累、伴有关节外表现或早期出现关节破坏等预后不良因素者应考虑2种或2种以上DMARDs的联合应用。主要联合用药方法包括MTX、LEF、HCQ及SASP中任意2种或3种联合，亦可考虑环孢素A、青霉胺等与上述药物联合使用。但应根据患者的病情及个体情况选择不同的联合用药方法。

（3）生物制剂 是目前积极有效控制炎症的主要药物，可减少骨破坏，减少激素的用量和骨质疏松。可治疗RA的生物制剂主要包括TNF-α拮抗剂、IL-1和IL-6拮抗剂、抗CD20单抗以及T细胞共刺激信号抑制剂等。

（4）糖皮质激素 糖皮质激素（简称激素）能迅速改善关节

肿痛和全身症状。在重症 RA 伴有心、肺或神经系统等受累的患者,可给予短效激素,其剂量依病情严重程度而定。针对关节病变,如需使用,通常为小剂量激素(泼尼松≤7.5 mg),仅适用于少数 RA 患者。激素可用于以下几种情况:①伴有血管炎等关节外表现的重症 RA。②不能耐受 NSAIDs 的 RA 患者作为"桥梁"治疗。③其他治疗方法效果不佳的 RA 患者。④伴局部激素治疗指征(如关节腔内注射)。激素治疗 RA 的原则是小剂量、短疗程。使用激素必须同时应用 DMARDs。在激素治疗过程中,应补充钙剂和维生素 D。

(5)植物药制剂:雷公藤多甙片、白芍总甙等。

十一、系统性红斑狼疮继发间质性肺疾病

系统性红斑狼疮(systemic lupus erythematosus,SLE)是自身免疫介导的,以免疫性炎症为突出表现的弥漫性结缔组织病。血清中出现以抗核抗体为代表的多种自身抗体和多系统受累是 SLE 的两个主要临床特征。

(一)临床表现

SLE 好发于生育年龄女性,多见于 15～45 岁年龄段,女:男为7:1～9:1。美国多地区的流行病学调查显示,SLE 的患病率为 14.6/10 万～122/10 万;我国在上海纺织女工中进行的大量一次性调查显示 SLE 的患病率为 70/10 万,女性高达 113/10 万。SLE 临床表现复杂多样,多数呈隐匿起病,开始仅累及1～2个系统,表现为轻度的关节炎、皮疹、隐匿性肾炎、血小板减少性紫癜等,部分长期稳定在亚临床状态或轻型狼疮,部分可由轻型突然变为重症狼疮,更多的则由轻型逐渐出现多系统损害;也有一些患者一起病就累及多个系统,甚至表现为狼疮危象。SLE

的自然病程多表现为病情加重与缓解交替。

1. 全身表现 患者常常出现发热,可能是 SLE 活动的表现,但应除外感染因素,尤其是在免疫抑制治疗中出现的发热,更需警惕。疲乏是 SLE 常见但容易被忽视的症状,常是狼疮活动的先兆。

2. 皮肤与黏膜 在鼻梁和双颧颊部呈蝶形分布的红斑是 SLE 特征性的改变。其他皮肤损害有光敏感、脱发、手足掌面和甲周红斑,盘状红斑,结节性红斑,脂膜炎,网状青斑,雷诺现象等。SLE 皮疹无明显瘙痒,明显瘙痒者提示过敏,免疫抑制治疗后的瘙痒性皮疹应注意真菌感染。接受激素和免疫抑制剂治疗的 SLE 患者,若不明原因出现局部皮肤灼痛,有可能是带状疱疹的先兆。SLE 口腔溃疡或黏膜糜烂常见。经免疫抑制剂和/或抗生素治疗后的口腔糜烂,应注意口腔真菌感染。

3. 关节和肌肉 常出现对称性多关节疼痛、肿胀,通常不引起骨质破坏。SLE 可出现肌痛和肌无力,少数可有肌酶谱的增高。激素治疗中的 SLE 患者出现髋关节区域隐痛不适,需除外无菌性股骨头坏死。对于长期服用激素的患者,要除外激素所致的疾病。

4. 肾脏损害 又称狼疮性肾炎(Lupus nephritis,LN),表现为蛋白尿、血尿、管型尿,乃至肾功能衰竭。50%～70% 的 SLE 病程中会出现临床肾脏受累,肾活检显示几乎所有 SLE 均有肾脏病理学改变。LN 对 SLE 预后影响甚大,肾功能衰竭是 SLE 的主要死亡原因之一。世界卫生组织(WHO)的 LN 病理分型为:I 型——正常或微小病变,II 型——系膜增殖性,III 型——局灶节段增殖性,IV 型——弥漫增殖性,V 型——膜性,VI 型——肾小球硬化性。病理分型对于评估预后和指导治疗有积极的意义,通常Ⅰ型和Ⅱ型预后较好,Ⅳ型和Ⅵ型预后较差。但LN的病理类型是可以转换的,Ⅰ型和Ⅱ型有可能转变为较差的类型,Ⅳ型和Ⅴ型经过免疫抑制剂的治疗,也可以有良好的预后。肾脏病理还可提供LN活动性的指标,如肾小球细胞增殖性改变、纤维素样坏死、核碎裂、细胞性新月体、透明栓子、金属环、炎细胞浸润,肾小管间质的炎症等均提示LN活动;而肾小球硬化、纤维性新月体、肾小管萎缩和间质纤维化则是LN慢性指标。活动性指标高者,肾损害进展较快,但积极治疗仍可以逆转;慢性指标提示肾脏不可逆的损害程度,药物治疗只能减缓而不能逆转慢性指数的继续升高。

5.神经系统损害　又称神经精神狼疮。轻者仅有偏头痛、性格改变、记忆力减退或轻度认知障碍;重者可表现为脑血管意外、昏迷、癫痫持续状态等。中枢神经系统表现包括无菌性脑膜炎,脑血管病,脱髓鞘综合征,头痛,运动障碍,脊髓病,癫痫发作,急性精神错乱,焦虑,认知障碍,情绪失调,精神障碍;周围神经系统表现包括格林—巴利综合征,自主神经系统功能紊乱,单神经病变,重症肌无力,颅神经病变,神经丛病变,多发性神经炎等病变。存在一种或一种以上上述表现,并除外感染、药物等继发因素,结合影像学、脑脊液、脑电图等检查可诊断神经精神狼疮。以弥漫性的高级皮层功能障碍为表现的神经精神狼疮,多与抗神经元抗体、抗核糖体蛋白抗体相关;有局灶性神经定位体征的神经精神狼疮,又可进一步分为两种情况:一种伴有抗磷脂抗体阳性;另一种常有全身血管炎表现和明显病情活动,在治疗上应有所侧重。横贯性脊髓炎在SLE不多见,表现为下肢瘫痪或无力,伴有病理征阳性的脊髓磁共振检查可明确诊断。一旦发生横贯性脊髓炎,应尽早积极治疗,避免造成不可逆的损伤。

6. **血液系统表现** 贫血,和/或白细胞减少,和/或血小板减少常见。贫血可能为慢性病贫血或肾性贫血。短期内出现重度贫血常是自身免疫性溶血所致,多有网织红细胞升高,Coombs试验阳性。SLE 可出现白细胞减少,但治疗 SLE 的细胞毒药物也常引起白细胞减少,需要鉴别。本病所致的白细胞减少,一般发生在治疗前或疾病复发时,多数对激素治疗敏感;而细胞毒药物所致的白细胞减少,其发生与用药相关,恢复也有一定规律。血小板减少与血清中存在抗血小板抗体、抗磷脂抗体以及骨髓巨核细胞成熟障碍有关。部分患者在起病初期或疾病活动期伴有淋巴结肿大和/或脾肿大。

7. **肺部表现** SLE 常出现胸膜炎,如合并胸腔积液其性质为渗出液。年轻人(尤其是女性)的渗出性浆膜腔积液,除需排除结核外应注意 SLE 的可能性。SLE 肺实质浸润的放射学特征是阴影分布较广、易变,与同等程度 X 线表现的感染性肺炎相比,SLE 肺损害的咳嗽症状相对较轻,痰量较少,一般不咯黄色黏稠痰,如果 SLE 患者出现明显咳嗽、黏痰或黄痰,提示呼吸道细菌性感染。结核感染在 SLE 表现常呈不典型性。对持续性发热的患者,应警惕血行播散性粟粒性肺结核的可能,应每周摄胸片,必要时应行肺高分辨率 CT(HRCT)检查,结合痰、支气管－肺泡灌洗液的涂片和培养,以明确诊断,及时治疗。SLE 所引起的肺脏间质性病变主要是急性和亚急性期的磨玻璃样改变和慢性期的纤维化(图 2.9),表现为活动后气促、干咳、低氧血症,肺功能检查常显示弥散功能下降。少数病情危重者、伴有肺动脉高压或血管炎累及支气管黏膜者可出现咯血。SLE 合并弥漫性出血性肺泡炎死亡率极高。SLE 还可出现肺动脉高压、肺梗死、肺萎缩综合征。后者表现为肺容积的缩小,横膈上抬,盘状肺不张,呼吸肌功能障碍,而无肺实质、肺血管的受累,也无全身性肌无力、肌炎、血管炎的表现。

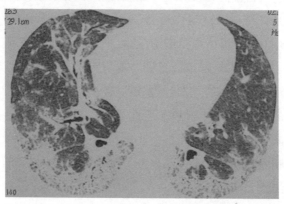

图2.9　继发间质性肺疾病影像学表现

8. 心脏表现　患者常出现心包炎,表现为心包积液,但心包填塞少见。可有心肌炎、心律失常,多数情况下 SLE 的心肌损害不太严重,但重症者,可伴有心功能不全,为预后不良指征。SLE 可出现疣状心内膜炎,病理表现为瓣膜赘生物,其与感染性心内膜炎区别在于,疣状心内膜炎瓣膜赘生物最常见于二尖瓣后叶的心室侧,且并不引起心脏杂音性质的改变。通常疣状心内膜炎不引起临床症状,但可以脱落引起栓塞,或并发感染性心内膜炎。SLE 可以有冠状动脉受累,表现为心绞痛和心电图 ST－T 改变,甚至出现急性心肌梗死。除冠状动脉炎可能参与发病外,长期使用糖皮质激素加速了动脉粥样硬化和抗磷脂抗体形成动脉血栓,可能是冠状动脉病变的另两个主要原因。

9. 消化系统表现　表现为恶心、呕吐、腹痛、腹泻或便秘,其中以腹泻较常见,可伴有蛋白丢失性肠炎,并引起低蛋白血症。活动期 SLE 可出现肠系膜血管炎,其表现类似急腹症,甚至被误诊为胃穿孔、肠梗阻。当 SLE 有明显的全身病情活动,有胃肠道症状和腹部阳性体征(反跳痛、压痛),在除外感染、电解质紊乱、药物、合并其他急腹症等继发性因素后,应考虑本病。SLE 肠系膜血管炎尚缺乏有力的辅助检查手段,腹部 CT 可表现为小肠壁增厚伴水肿,肠袢扩张伴肠系膜血管强化等间接征象,肠镜检查有时可发现肠黏膜有斑片样充血性改变。SLE 还可并发急性胰腺炎。肝酶增高常见,仅少数出现严重肝损害和黄疸。

10. 其他　眼部受累包括结膜炎、葡萄膜炎、眼底改变、视神经病变等。眼底改变包括出血、视乳头水肿、视网膜渗出等,视神经病变可以导致突然失明。SLE 常伴有继发性干燥综合征,有外分泌腺受累,表现为口干、眼干,常有血清抗 SSB、抗 SSA 抗体阳性。

11. 免疫学异常　主要体现在抗核抗体谱(ANAs)方面。免疫荧光抗核抗体(IFANA)是 SLE 的筛选检查。对 SLE 的诊断敏感性为 95%,特异性相对较低为 65%。除 SLE 之外,其他结缔组织病的血清中也常存在 ANA,一些慢性感染也可出现低滴度的 ANA。

(二)诊断要点

1. 有多系统受累表现(具备上述两个以上系统的症状)和有自身免疫的证据,应警惕狼疮。早期不典型 SLE 可表现为:原因不明的反复发热,抗炎退热治疗往往无效;多发和反复发作的关节痛和关节炎,往往持续多年而不产生畸形;持续性或反复发作的胸膜炎、心包炎;抗生素或抗痨治疗不能治愈的肺炎;不能用其他原因解释的皮疹,网状青斑,雷诺现象;肾脏疾病或持续不明原因的蛋白尿;血小板减少性紫癜或溶血性贫血;不明原因的肝炎;反复自然流产或深静脉血栓形成或脑卒中发作等等。

对这些可能为早期不典型 SLE 的表现,需要提高警惕,避免诊断和治疗的延误。

2.诊断标准　目前普遍采用美国风湿病学会(ACR)1997年推荐的 SLE 分类标准(表2.4)。该分类标准的 11 项中,符合4 项或 4 项以上者,在除外感染、肿瘤和其他结缔组织病后,可诊断 SLE。其敏感性和特异性分别为 95% 和 85%。需强调指出的是,患者病情的初始或许不具备分类标准中的 4 条,随着病情的进展方可出现其他项的表现。11 条分类标准中,免疫学异常和高滴度抗核抗体更具有诊断意义。一旦患者免疫学异常,即使临床诊断不够条件,也应密切随访,以便尽早作出诊断和及时治疗。

表2.4　美国风湿病学会(ACR)1997 年推荐的 SLE 分类标准

颊部红斑	固定红斑,扁平或高起,在两颧突出部位
盘状红斑	片状高起于皮肤的红斑,黏附有角质脱屑和毛囊栓;陈旧病变可发生萎缩性瘢痕
光过敏	对日光有明显反应,引起皮疹,从病史中得知或由医生观察到
口腔溃疡	经医生观察到的口腔或鼻咽部溃疡,一般为无痛性
关节炎	非侵蚀性关节炎,累及 2 个或更多的外周关节,有压痛,肿胀或积液
浆膜炎	胸膜炎或心包炎
肾脏病变	尿蛋白 >0.5g/24 h 或 + + +,或管型尿(红细胞、血红蛋白、颗粒或混合管型)
神经病变	癫痫发作或精神病,除外药物或已知的代谢紊乱

续表

血液学疾病	溶血性贫血,或白细胞减少,或淋巴细胞减少,或血小板减少
免疫学异常	抗 ds - DNA 抗体阳性,或抗 Sm 抗体阳性,或抗磷脂抗体阳性(包括抗心磷脂抗体,或狼疮抗凝物,或至少持续 6 个月的梅毒血清试验假阳性三者中具备一项阳性)
抗核抗体	在任何时候和未用药物诱发"药物性狼疮"的情况下,抗核抗体滴度异常

3. SLE 病情活动性和病情轻重程度的评估

各种 SLE 的临床症状,尤其是新近出现的症状,均可提示疾病的活动。与 SLE 相关的多数实验室指标,也与疾病的活动有关。提示 SLE 活动的主要表现有:中枢神经系统受累(可表现为癫痫、精神病、器质性脑病、视觉异常、颅神经病变、狼疮性头痛、脑血管意外等,但需排除中枢神经系统感染),肾脏受累(包括管型尿、血尿、蛋白尿、脓尿),血管炎,关节炎,肌炎,皮肤黏膜表现(如新发红斑、脱发、黏膜溃疡),胸膜炎、心包炎,低补体血症,DNA 抗体滴度增高,发热,血三系减少(需排除药物所致的骨髓抑制),血沉增快等。

(三)治疗方案及原则

1. 一般治疗

(1)患者宣教 正确认识疾病,消除恐惧心理,明白规律用药的意义,学会自我认识疾病活动的征象,配合治疗,遵从医嘱,定期随诊。懂得长期随访的必要性。避免过多的紫外线暴露,使用防紫外线用品(防晒霜等),避免过度疲劳。

(2)对症治疗和去除各种影响疾病预后的因素,如注意控制高血压,防治各种感染。

2.药物治疗　目前还没有根治的办法,但恰当的治疗可以使大多数患者达到病情的完全缓解。强调早期诊断和早期治疗,以避免或延缓组织脏器的病理损害。SLE 是一种高度异质性的疾病,临床医生应根据病情的轻重程度,掌握好治疗的风险与效益之比。既要清楚药物的毒副反应,又要明白药物给患者带来的生机。

(1)轻型 SLE 的药物治疗

1)患者虽有疾病活动,但症状轻微,仅表现光过敏、皮疹、关节炎或轻度浆膜炎,而无明显内脏损害。药物治疗主要为非甾体类抗炎药(NSAIDs),可用于控制关节炎。应注意消化道溃疡,出血,肾、肝功能受损等方面的副作用。

2)抗疟药:可控制皮疹和减轻光敏感,常用氯喹 0.25 g,每日一次,或羟氯喹 200 mg,每日 1~2 次。主要不良反应是眼底病变,用药超过 6 个月者,可停药一个月,有视力明显下降者,应检查眼底,明确原因。有心脏病史者,特别是心动过缓或传导阻滞者禁用抗疟药。

3)可短期局部应用激素治疗皮疹,但脸部应尽量避免使用强效激素类外用药,一旦使用,不应超过一周。

4)小剂量激素(泼尼松≤10 mg/d)可减轻症状。

5)权衡利弊,必要时可用硫唑嘌呤、甲氨蝶呤或环磷酰胺等免疫抑制剂。应注意轻型 SLE 可因过敏、感染、妊娠生育、环境变化等因素而加重,甚至出现狼疮危象。

(2)重型 SLE 的治疗

治疗主要分两个阶段,即诱导缓解和巩固治疗。诱导缓解目的在于迅速控制病情,阻止或逆转内脏损害,力求疾病完全缓解(包括血清学指标、症状和受损器官的功能恢复),但应注意过分免疫抑制诱发的并发症,尤其是感染、性腺抑制等。目前,多数患者的诱导缓解期需要超过半年至 1 年才能达到缓解,不可急于求成。主要药物为糖皮质激素联合免疫抑制剂。

不定期随诊、不遵循医嘱、不规范治疗是 SLE 致死的重要原因。近年来,由于加强了对患者的教育以及诊疗水平的提高,SLE 的预后与过去相比已有显著提高。经正规治疗,1 年存活率为96%,5 年存活率为85%,10 年存活率已超过75%。急性期患者的死亡原因主要是 SLE 的多脏器严重损害和感染,尤其是伴有严重神经精神性狼疮和急进性狼疮性肾炎患者;慢性肾功能不全、药物(尤其是长期使用大剂量激素)的不良反应和冠状动脉粥样硬化性心脏病等,是 SLE 远期死亡的主要原因。

十二、多发性肌炎和皮肌炎继发间质性肺疾病

多发性肌炎(Polymyositis, PM)和皮肌炎(Dermatomyositis, DM)是骨骼肌非化脓性炎性肌病。PM 指皮肤无损害,如肌炎伴皮疹者称 DM。其临床特点是肢带肌、颈肌及咽肌等肌组织出现炎症、变性改变,导致对称性肌无力和一定程度的肌萎缩并累及多个系统和器官,亦可伴发肿瘤。本病病因不明,属自身免疫性疾病。发病机理与病毒感染、免疫异常、遗传及肿瘤等因素有关。在肌细胞内也已发现微小 RNA 病毒样结构,用电子显微镜还发现在皮肤、肌肉血管壁与内皮细胞中,含有类似副黏液病毒核壳体的管状包涵体。已经发现的细胞介导的免疫反应对肌肉起着重要作用。骨骼肌血管内有 IgM、IgG、C3 的沉积,特别在儿童型皮肌炎阳性率更高。恶性肿瘤与皮肌炎的相关现象提示肿瘤可以引起肌炎,这可能是由于针对肌肉和肿瘤的共同抗原发生免疫反应的结果。我国 PM/DM 并不少见,但发病率不清

楚。美国发病率为 5/100 万,女性多见,男女之比为 1:2。本病可发生在任何年龄,发病呈双峰型,在儿童 5~14 岁和成人 45~60 岁各出现一个高峰。1975 年 Bohan 和 Peter 将 PM/DM 分为五类:①原发性多肌炎;②原发性皮肌炎;③PM/DM 合并肿瘤;④儿童 PM 或 DM;⑤PM 或 DM 伴发其他结缔组织病(重叠综合征)。1982 年 Witaker 在此分类基础上增加了两类即包涵体肌炎和其他(结节性、局灶性及眶周性肌炎;嗜酸性肌炎;肉芽肿性肌炎;增殖性肌炎)。

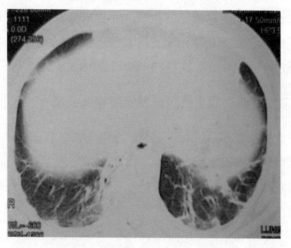

图 2.10　PM 和 DM 继发间质性肺疾病的影像学表现

(一)临床表现

本病在成人发病隐匿,儿童发病较急。急性感染可为其前驱表现或发病病因。早期症状为近端肌无力或皮疹,全身不适、发热、乏力、体重下降等。

1. 肌肉　本病累及横纹肌,以肢体近端肌无力为其临床特点,常呈对称性损害,早期可有肌肉肿胀、压痛,晚期出现肌萎缩。多数患者无远端肌受累。

（1）肌无力　几乎所有患者均出现不同程度的肌无力。肌无力可突然发生，并持续进展数周到数月以上。临床表现与受累肌肉的部位有关。肩带肌及上肢近端肌无力：上肢不能平举、上举，不能梳头。骨盆带肌及大腿肌无力：抬腿不能或困难，不能上车、上楼，坐下或下蹲后起立困难。颈屈肌严重受累：平卧抬头困难，头常后仰。喉部肌肉无力造成发音困难、声哑等。咽、食管上端横纹肌受累引起吞咽困难，饮水发生呛咳，液体从鼻孔流出。食管下段和小肠蠕动减弱与扩张引起反酸、食管炎、咽下困难、上腹胀痛和吸收障碍等。同进行性系统性硬化症的症状难以区别。胸腔肌和膈肌受累出现呼吸表浅、呼吸困难，并引起急性呼吸功能不全。肌无力程度的判断见表2.5。

表2.5　肌无力程度

0级	完全瘫痪
1级	肌肉能轻微收缩但不能产生动作
2级	肢体能做平面移动，但不能抬起
3级	肢体能抬离床面（抗地心吸引力）
4级	能抗阻力
5级	正常肌力

（2）肌痛　在疾病早期可有肌肉肿胀，约25%的患者出现疼痛或压痛。

2. 皮肤　DM除有肌肉症状外还有皮肤损害。多为微暗的红斑。皮损稍高出皮面，表面光滑或有鳞屑。皮损常可完全消退，但亦可残留带褐色的色素沉着、萎缩、疤痕或白斑。皮肤钙化也可发生，特别在儿童中出现。普遍性钙质沉着尤其见于未经治疗或治疗不充分的患者。皮肤损害的特点：①眶周水肿伴暗紫色皮疹，见于60%～80% DM患者；②Gottron征：皮疹位于关节伸面,多见于肘、掌指、近端指间关节处,也可出现在膝与内踝皮肤,表现为伴有鳞屑的红斑、皮肤萎缩、色素减退。③颈、上胸部"V"区:弥漫性红疹,在前额、颊部、耳前、颈三角区、肩部和背部亦可见皮疹。④底和指甲两侧呈暗紫色充血皮疹,手指溃疡,甲缘可见梗死灶、雷诺现象、网状青斑、多形性红斑等血管炎表现。慢性病例有时出现多发角化性小丘疹、斑点状色素沉着、毛细血管扩张、轻度皮肤萎缩和色素脱失,称为血管萎缩性异色病性 DM。⑤部分患者双手外侧掌面皮肤出现角化、裂纹,皮肤粗糙脱屑,同技术工人的手相似,称"技工"手。这尤其在抗 Jo-1抗体 PM/DM 中多见。以上前两种皮损对 DM 诊断具有特异性。皮损程度与肌肉病变程度可不平行,少数患者皮疹出现在肌无力之前。约7%患者有典型皮疹,始终没有肌无力、肌病,且肌酶谱正常,称为"无肌病的皮肌炎"。

3.关节 关节痛和关节炎见于约20%的患者,为非对称性,常波及手指关节,由于手的肌肉萎缩可引起手指屈曲畸形,但 X 线片无骨关节破坏。

4.消化道 10%~30%患者出现吞咽困难,食物反流,为食管上部及咽部肌肉受累所致,X 线检查吞钡造影可见食管梨状窝钡剂潴留。

5.肺 约30%患者有肺间质改变。急性间质性肺炎、急性肺间质纤维化临床表现有发热、干咳、呼吸困难、发绀,可闻及肺部细湿啰音,X 线检查在急性期可见毛玻璃状、颗粒状、结节状及网状阴影(图2.10)。晚期肺纤维化 X 线检查可见蜂窝状或轮状阴影。部分患者为慢性过程,临床表现隐匿,缓缓出现进行性呼吸困难伴干咳。肺功能测定为限制性通气功能障碍及弥散功能障碍。肺纤维化发展迅速是本病死亡的重要原因之一。

6. 心脏　仅 1/3 患者病程中有心肌受累,心肌内有炎性细胞浸润,间质水肿和变性,局灶性坏死,心室肥厚,出现心律失常,充血性心力衰竭,亦可出现心包炎。心电图和超声心动图检测约 30% 出现异常,其中以 ST 段和 T 波异常最为常见,其次为心脏传导阻滞、心房颤动、期前收缩、少到中量的心包积液。

7. 肾脏　肾脏病变很少见,极少数暴发性起病者,因横纹肌溶解,可出现肌红蛋白尿、急性肾功能衰竭。少数 PM/DM 患者可有局灶性增殖性肾小球肾炎,但大多数患者肾功能正常。

8. 钙质沉着　多见于慢性皮肌炎患者,尤其是儿童,钙质在软组织内沉积,若钙质沉积在皮下,则在沉着处溃烂可有石灰样物流出。

9. 多发性肌炎、皮肌炎与恶性肿瘤　约 1/4 的患者,特别是 50 岁以上患者,可发生恶性肿瘤。DM 发生肿瘤的多于 PM,肌炎可先于恶性肿瘤 2 年左右,或同时或后于肿瘤出现。所患肿瘤多为实体瘤,如肺癌、胃癌、乳腺癌、鼻咽癌及淋巴瘤等。肿瘤切除后肌炎症状可改善。

10. 其他结缔组织病　约 20% 患者可伴有其他结缔组织病,如系统性硬化、系统性红斑狼疮、干燥综合征、结节性多动脉炎等,PM、DM 与其他结缔组织病并存,符合各自的诊断标准,称为重叠综合征。

11. 儿童 PM/DM　儿童 DM 多于 PM,为 10～20 倍,起病急,肌肉水肿、疼痛明显、视网膜血管炎,并常伴有胃肠出血、黏膜坏死,出现呕血或黑便,甚至穿孔而需外科手术。疾病后期,皮下、肌肉钙质沉着,肌萎缩。

12. 包涵体肌炎(inclusion body myositis)　本病多见于 50 岁以上的男性,起病隐匿,病变除累及四肢近端肌群外,尚可累及远端肌群。与 PM 不同的是肌无力和肌萎缩对称性差,指屈肌和足下垂常见,肌痛和肌肉压痛罕见。肌酶正常,对激素治疗反应差。病理特点为肌细胞的胞浆和胞核内查到嗜酸性包涵体,电子显微镜显示胞浆和胞核内有管状和丝状包涵体。

(二)诊断要点

对典型病例诊断不难,对不典型病例需要与其他原因引起的肌病鉴别,例如运动神经元病、重症肌无力、进行性肌营养不良、风湿性多肌痛等疾病。

1. 症状、体征 ①对称性四肢近端肌无力以及颈肌、咽肌、呼吸肌无力,逐渐加重,可伴肌痛。②典型的皮疹及分布。一些患者在发病初皮疹仅出现在目内眦及鼻梁两侧,或有典型皮疹而无肌无力者应引起注意。③PM/DM 患者发热并不少见,特别是并发肺部损害者。

2. 辅助检查

(1)血清肌酶 绝大多数患者在病程某一阶段可出现肌酶活性增高,为本病诊断的重要血清指标之一。肌酶包括肌酸激酶(CK)、醛缩酶(ALD)、乳酸脱氢酶(LDH)、门冬氨酸氨基转移酶(AST)、碳酸酐酶Ⅲ等。上述肌酶以 CK 最敏感,肌酶活性的增高表明肌肉有新近损伤,肌细胞膜通透性增加,因此肌酶的高低与肌炎的病情变化呈平行关系。可用于诊断、疗效监测及预后的评价指标。肌酶的升高常早于临床表现数周,晚期肌萎缩后肌酶不再释放。在慢性肌炎和广泛肌肉萎缩患者,即使在活动期,肌酶的水平也可正常。CK 有 3 种同工酶:CK – MM(大部分来源于骨骼肌、小部分来自心肌);CK – MB(主要来源于心肌,极少来源于骨骼肌);CK – BB(主要来源于脑和平滑肌)。其中 CK – MM 活性占 CK 总活性的 95% ~98% 。PM/DM 主要以 CK－MM 的改变为主。碳酸酐酶Ⅲ为唯一存在于骨骼肌的同工酶,骨骼肌病变时升高,但未作为常规检测。其他肌酶同时来源于其他组织器官,对 PM 和 DM 的诊断帮助不如 CK。

（2）肌红蛋白测定　肌红蛋白仅存在于心肌与骨骼肌,当肌肉出现损伤、炎症、剧烈运动时肌红蛋白均可升高,在多数肌炎患者的血清中增高,且与病情呈平行关系。有时可先于 CK。

（3）自身抗体　①抗核抗体（ANA）:在 PM/DM 阳性率为 20%～30%,对肌炎诊断不具特异性;②抗 Jo－1 抗体:是诊断 PM/DM 的标记性抗体,阳性率为 25%,在合并有肺间质病变的患者中可达 60%。抗 Jo－1 阳性的 PM 患者,临床上常表现为抗合成酶抗体综合征:肌无力、发热、间质性肺炎、关节炎、雷诺征、"技工手"。

（4）肌电图　几乎所有患者都可以出现肌电图异常,表现为肌源性损害,即在肌肉松弛时出现颤动波、正锐波、插入激惹及高频放电;轻微收缩时出现短时限低电压多相运动电位,最大收缩时出现干扰相。

（5）肌活检　取受损肢体近端肌肉如三角肌、股四头肌,有压痛、中等无力的肌肉送检为好,应避免肌电图插入处。肌炎常呈灶性分布,必要时需多部位取材,提高阳性结果。肌肉病理改变:①肌纤维间质、血管周围有炎性细胞(淋巴细胞、巨噬细胞、浆细胞为主)浸润。②肌纤维变性坏死、再生,表现为肌束大小不等、纤维坏死,再生肌纤维嗜碱性,核大呈空泡,核仁明显。③肌纤维萎缩以肌束周边最明显为特征。皮肤病理改变无特异性。

3. PM 和 DM 的诊断标准

Bohan 和 Peter 于 1975 年提出的诊断标准:

①对称性近端肌无力,伴或不伴吞咽困难和呼吸肌无力;

②血清酶谱升高,特别是 CK 升高;③肌电图异常;④肌活检异常;⑤特征性的皮肤损害。

具备上述①至⑤者可确诊 PM,具备上述①至④项中的三项可能为 PM,只具备两项为疑似 PM。具备第⑤条,再加三项或四项可确诊为 DM;第⑤条,加上其中两项可能为 DM;第⑤条,加上一项为可疑 DM。

4.本病需与以下疾病鉴别　①运动神经元病:肌无力从肢体远端开始,进行性肌萎缩,无肌痛,肌电图为神经源性损害。②重症肌无力:为全身弥漫性肌无力,在进行性持久或反复运动后肌力明显下降,血清肌酶、肌活检正常,血清抗乙酰胆碱受体(AchR)抗体阳性,新斯的明试验有助诊断。③肌营养不良症:肌无力从肢体远端开始,无肌压痛,有遗传家族史。④风湿性多肌痛:发病年龄常大于 50 岁,表现为颈、肩胛带及骨盆带等近端肌群疼痛、乏力及僵硬,血沉可增快,肌酶、肌电图及肌肉活检正常,糖皮质激素治疗有明显疗效。⑤感染性肌病:肌病与病毒、细菌、寄生虫感染相关,表现为感染后出现肌痛、肌无力。⑥内分泌异常所致肌病:例如甲状腺功能亢进引起的周期性瘫痪,以双下肢乏力多见,为对称性,伴肌痛,活动后加重,发作时出现低血钾,补钾后肌肉症状缓解;甲状腺功能减退所致肌病,主要表现为肌无力,也可出现进行性肌萎缩,常见于咀嚼肌、胸锁乳突肌、股四头肌及手的肌肉,肌肉收缩后弛缓延长,握拳后放松缓慢。⑦代谢性肌病:PM 还应与线粒体病、嘌呤代谢紊乱、脂代谢紊乱和碳水化合物代谢紊乱等肌病相鉴别。⑧其他:还应与药物所致肌病鉴别,如大剂量激素长期使用所致肌病,肌痛从下肢开始,肌酶正常;青霉胺长期使用引起的重症肌无力等;乙醇、氯喹(羟氯喹)、可卡因、秋水仙碱等均可引起中毒性肌病。

（三）治疗方案及原则

1. 一般治疗

急性期需卧床休息，进行肢体被动运动，以防肌肉萎缩，症状控制后适当锻炼，给予高热量、高蛋白饮食，避免感染。

2. 药物治疗

（1）糖皮质激素 是本病的首选药物，通常剂量为泼尼松 1.5～2 mg/kg/d，晨起一次口服，重症者可分次口服，大多数患者于治疗后 6～12 周内肌酶下降，接近正常。待肌力明显恢复，肌酶趋于正常则开始减量。减量应缓慢（一般 1 年左右），减至维持量 5～10 mg/d 后继续用药 2 年以上，在减量过程中如病情反复应及时加用免疫抑制剂，对病情发展迅速或有呼吸肌无力、呼吸困难、吞咽困难者，可用甲泼尼松龙 0.5～1 g/d 静脉冲击治疗，连用 3 天，改为 60 mg/d 口服，再根据症状及肌酶水平逐渐减量。应该指出：在服用激素过程中应严密观察感染情况，必要时加用抗感染药物。

（2）免疫抑制剂 对病情反复及重症患者应及时加用免疫抑制剂。激素与免疫抑制剂联合应用可提高疗效、减少激素用量，及时避免不良反应。合并恶性肿瘤的患者，如果切除肿瘤，肌炎症状可自然缓解。

（四）预后

早期诊断，合理治疗，本病可获得满意的长时间缓解，患者可从事正常的工作、学习，同正常人享有相同的生活质量。尤其是儿童患者更佳。成人患者可死于严重的进行性肌无力、吞咽困难、营养不良以及吸入性肺炎或反复肺部感染所致的呼吸衰竭。多肌炎并发心、肺病变者，病情往往严重，而且治疗效果不好。儿童通常死于肠道的血管炎。合并恶性肿瘤的肌炎患者，其预后一般取决于恶性肿瘤的预后。

十三、系统性硬化病(硬皮病)继发间质性肺疾病

(一)概述

系统性硬化病(systemic sclerosis,SSc)是一种以皮肤变硬和增厚为重要特征的结缔组织病。女性多见,多数发病年龄在30~50岁。根据患者皮肤受累的情况将 SSc 分为 5 种亚型:①局限性皮肤型 SSc:皮肤增厚限于肘(膝)远端,但可累及面部、颈部。②CREST 综合征:局限性皮肤型 SSc 的一个亚型,表现为钙质沉着,雷诺现象,食管功能障碍,指端硬化和毛细血管扩张。③弥漫性皮肤型 SSc:除面部、肢体远端外,皮肤增厚还累及肢体近端和躯干。④无皮肤硬化的 SSc:无皮肤增厚表现,但有雷诺现象、SSc 特征性的内脏表现和血清学异常。⑤重叠综合征:弥漫或局限性皮肤型 SSc 与其他诊断明确的结缔组织病同时出现,包括系统性红斑狼疮、多发性肌炎/皮肌炎或类风湿关节炎。

(二)临床表现

1. 早期症状

SSc 最多见的初期表现是雷诺现象以及隐匿性肢端和面部肿胀,并有手指皮肤逐渐增厚。约70%的患者首发症状为雷诺现象,雷诺现象可先于硬皮病的其他症状(手指肿胀、关节炎、内脏受累)1~2 年或与其他症状同时发生。多关节病同样也是突出的早期症状。胃肠道功能紊乱(胃烧灼感和吞咽困难)或呼吸系统症状等,偶尔也是本病的首发表现。患者起病前可有不规则发热、食欲减退、体重下降等。

2. 皮肤

几乎所有病例的皮肤硬化都从手开始,手指、手背发亮紧

绷,手指褶皱消失,汗毛稀疏,继而面部、颈部受累。患者胸上部和肩部有紧绷的感觉,颈前可出现横向厚条纹,仰头时,患者会感到颈部皮肤紧绷,其他疾病很少有这种现象。面部皮肤受累可表现为面具样面容,口周出现放射性沟纹,口唇变薄,鼻端变尖。受累皮肤可有色素沉着或色素脱失。

皮肤病变可局限在手指和面部,或向心性扩展,累及上臂、肩、前胸、背、腹和下肢。有的可在几个月内累及全身皮肤,有的在数年内逐渐进展,有些呈间歇性进展,通常皮肤受累范围和严重程度在3年内达高峰。

临床上皮肤病变可分为水肿期、硬化期和萎缩期。水肿期皮肤呈非凹性肿胀,触之有坚韧的感觉;硬化期皮肤呈蜡样光泽,紧贴于皮下组织,不易捏起;萎缩期浅表真皮变薄变脆,表皮松弛。

3. 骨和关节

多关节痛和肌肉疼痛常为早期症状,也可出现明显的关节炎,约29%可有侵蚀性关节病。由于皮肤增厚且与其下关节紧贴,致使关节挛缩和功能受限。由于腱鞘纤维化,当受累关节主动或被动运动时,特别在腕、踝、膝处,可觉察到皮革样摩擦感。SSc早期可有肌痛、肌无力等非特异性症状,晚期可出现肌肉萎缩,后者一方面是由于皮肤增厚变硬可限制指关节的活动,造成局部肌肉失用性萎缩,在弥漫性皮肤型SSc此种情况可发生于任何关节,以手指、腕、肘关节多见;另一方面也与从肌腱向肌肉蔓延的纤维化有关,此时病理表现为肌纤维被纤维组织代替而无炎性细胞浸润。当SSc与多发性肌炎或皮肌炎重叠时,患者可有明显近端肌无力,血清肌酸激酶持续增高,长期慢性指(趾)缺血,可发生指端骨溶解。X线表现为关节间隙狭窄和关节面骨硬化。

由于肠道吸收不良、废用及血流灌注减少,常有骨质疏松。

4.消化系统

消化道受累为 SSc 的常见表现。仅次于皮肤受累和雷诺现象。消化道的任何部位均可受累,其中食管受累最为常见。

(1)口腔:张口受限,舌系带变短,牙周间隙增宽,齿龈退缩,牙齿脱落,牙槽突骨萎缩。

(2)食管:食管下部括约肌功能受损可导致胸骨后灼热感,反酸。长期可引起糜烂性食管炎、出血、食管下段狭窄等并发症。下 2/3 食管蠕动减弱可引起吞咽困难、吞咽痛。组织病理示食管平滑肌萎缩,黏膜下层和固有层纤维化,黏膜呈不同程度变薄和糜烂。食管的营养血管呈纤维化改变。1/3 硬皮病患者食管可发生 Barrett 化生,这些患者发生狭窄和腺癌等并发症的危险性增高。食管功能可用食管测压、卧位稀钡餐造影、食管镜等方法检查。

(3)小肠:常可引起轻度腹痛、腹泻、体重下降和营养不良。营养不良是由于肠蠕动缓慢,微生物在肠液中过度增长所致,应用四环素等广谱抗生素常能奏效。偶可出现假性肠梗阻,表现为腹痛、腹胀和呕吐。与食管受累相似。纤维化和肌肉萎缩是产生这些症状的主要原因。肠壁黏膜肌层变性,空气进入肠壁黏膜下面之后,可发生肠壁囊样积气征。

(4)大肠:钡灌肠可发现 10% ~ 50% 的患者有大肠受累,但临床症状往往较轻。受累后可发生便秘、下腹胀满,偶有腹泻。由于肠壁肌肉萎缩,在横结肠、降结肠可有较大开口的特征性肠炎(憩室),如肛门括约肌受累。可出现直肠脱垂和大便失禁。

(5)肝脏和胰腺:肝脏病变不常见,但原发性胆汁性肝硬化的出现往往都与局限性皮肤型 SSc 有关。胰腺外分泌功能不全可引起吸收不良和腹泻。

5.肺部

在硬皮病中肺脏受累普遍存在。初期最常见的症状为运动时气短,活动耐受量减少,后期出现干咳。随病程增长,肺部受累机会增多,且一旦累及,呈进行性发展,对治疗反应不佳。

肺间质纤维化和肺动脉血管病变常同时存在,但往往是其中一个病理过程占主导地位。在弥漫性皮肤型 SSc 伴抗拓扑异构酶Ⅰ(Scl－70)阳性的患者中,肺间质纤维化常常较重;在 CREST 综合征中,肺动脉高压常较为明显。肺间质纤维化常以嗜酸性肺泡炎为先导。在肺泡炎期,高分辨率 CT 可显示肺部呈毛玻璃样改变,支气管肺泡灌洗可发现灌洗液中细胞增多。胸部 X 线示肺间质纹理增粗,严重时呈网状结节样改变(图2.11),基底部最为显著。肺功能检查示限制性通气障碍,肺活量减低,肺顺应性降低,气体弥散量减少。体检可闻及细小爆裂音,特别是在肺底部。闭塞、纤维化及炎性改变是肺部受累的原因。

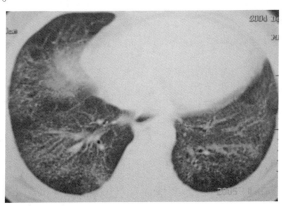

图2.11 硬皮病继发间质性肺疾病影像学表现

肺动脉高压常为棘手问题,它是由于肺间质与支气管周围长期纤维化或肺间小动脉内膜增生的结果。肺动脉高压常缓慢进展,除非到后期严重的不可逆病变出现。一般临床不易察觉。无创性的超声心动图检查可发现早期肺动脉高压。尸解显示29%～47%的患者有中小肺动脉内膜增生和中膜黏液瘤样变化。心导管检查发现33%患者有肺动脉高压。

6. 心脏

病理检查80%患者有片状心肌纤维化。临床表现为气短、胸闷、心悸、水肿。临床检查可有室性奔马律、窦性心动过速、充血性心力衰竭,偶可闻及心包摩擦音。超声心动图显示约半数病例有心包肥厚或积液,但临床心肌炎和心包填塞不多见。

7. 肾脏

SSc 的肾病变以叶间动脉、弓形动脉及小动脉最为多见,其中最主要的是小叶间动脉。血管内膜有成纤维细胞增殖、黏液样变、酸性黏多糖沉积及水肿,血管平滑肌细胞发生透明变性。血管外膜及周围间质均有纤维化,肾小球基底膜不规则增厚及劈裂。

SSc 肾病变临床表现不一,部分患者有多年皮肤及其他内脏受累而无肾损害的临床现象;有些在病程中出现肾危象,即突然发生严重高血压,急进性肾功能衰竭。如不及时处理,常于数周内死于心力衰竭及尿毒症。虽然肾危象初期可无症状,但大部分患者感疲乏加重,出现气促、严重头痛、视力模糊、抽搐、神志不清等症状。实验室检查发现肌酐正常或增高、蛋白尿和(或)镜下血尿,可有微血管溶血性贫血和血小板减少。

8. 其他表现

(1)神经系统病变　在弥漫性皮肤型 SSc 的早期阶段可出

现正中神经受压、腕管综合征。在急性炎症后期,这些症状常能自行好转。可出现孤立或多发单神经炎(包括脑神经),这常与某些特异的抗体如抗 ulRNP 抗体相关。SSc 可出现对称性周围神经病变,可能与合并血管炎有关。

(2)口干和眼干　口干、眼干很常见,与外分泌腺结构破坏有关,如能满足干燥综合征的诊断标准,可诊断重叠综合征。

(3)甲状腺功能低下　20%~40%的患者有甲状腺功能减退,这与甲状腺纤维化或自身免疫性甲状腺炎有关,病理表现为淋巴细胞浸润。半数患者血清中可有抗甲状腺抗体。

(三)诊断要点

1.实验室检查

(1)常规实验室检查　一般无特殊异常。红细胞沉降率(ESR)可正常或轻度增快。贫血可由消化道溃疡、吸收不良、肾脏受累所致,一般情况下少见。可有轻度血清白蛋白降低,球蛋白增高,可有多株高 γ 球蛋白血症和冷球蛋白血症。血中纤维蛋白原含量增高。

(2)免疫学检查　血清抗核抗体阳性率达 90% 以上,核型为斑点型、核仁型和抗着丝点型,抗核仁型抗体对 SSc 的诊断相对特异。抗 Scl－70 抗体是 SSc 的特异性抗体,阳性率为 15%~20%,该抗体阳性与弥漫性皮肤硬化、肺纤维化、指(趾)关节畸形、远端骨质溶解相关。抗着丝点抗体在 SSc 中的阳性率是 15%~20%,是局限性皮肤型 SSc 的亚型 CREST 综合征较特异的抗体,常与严重的雷诺现象、指端缺血、肺动脉高压相关。抗 RNA 聚合酶Ⅰ/Ⅲ抗体的阳性率为 20%~40%,常与弥漫性皮肤损害、SSc 相关肾危象有关。抗 u3RNP 抗体阳性率为 8%,在男性患者中更多见,与弥漫性皮肤受累相关。抗纤维蛋白

Th/TO 抗体阳性率约为5%,与局限性皮肤受累和肺动脉高压相关。抗 PM/Scl 抗体阳性率为1%,见于局限性皮肤型 SSc 和重叠综合征(多发性肌炎/皮肌炎)。抗 SSA 抗体和(或)抗 SSB 抗体存在于 SSc 与干燥综合征重叠的患者。约30%的患者类风湿因子阳性。

2.病理及甲褶检查

硬变皮肤活检见网状真皮致密胶原纤维增多。表皮变薄,表皮突消失,皮肤附属器萎缩。真皮和皮下组织内(也可在广泛纤维化部位)可见 T 细胞大量聚集。甲褶毛细血管显微镜检查显示毛细血管袢扩张与正常血管消失。

3.影像学检查

X 线检查可有两肺纹理增强,也可见网状或结节状致密影,以肺底为著,或有小的囊状改变。高分辨率 CT 是检测和随访间质性肺病的主要手段,只要可能应该检查。钡餐检查可显示食管、胃肠道蠕动减弱或消失,下端狭窄,近侧增宽,小肠蠕动亦减少,近侧小肠扩张,结肠袋可呈球形改变。双手指端骨质吸收,软组织内有钙盐沉积。

4.诊断标准

目前临床上常用的标准是 1980 年美国风湿病学会(ACR)提出的 SSc 分类标准,该标准包括以下条件:

(1)主要条件　近端皮肤硬化:手指及掌指(跖趾)关节近端皮肤增厚、紧绷、肿胀。这种改变可累及整个肢体、面部、颈部和躯干(胸、腹部)。

(2)次要条件　①指硬化:上述皮肤改变仅限手指。②指尖凹陷性瘢痕或指垫消失:由于缺血导致指尖凹陷性瘢痕或指垫消失。③双肺基底部纤维化:在正位胸部 X 线片上,可见条状或结节状致密影。以双肺底为著,也可呈弥漫斑点或蜂窝状肺,但应除外原发性肺病所引起的这种改变。

判定:具备主要条件或 2 条及以上次要条件者,可诊断为 SSc。雷诺现象,多发性关节炎或关节痛,食管蠕动异常,皮肤活检示胶原纤维肿胀和纤维化,血清有抗核抗体、抗 Scl - 70 抗体和抗着丝点抗体阳性均有助于诊断。

但是该标准的敏感性较低,无法对早期的硬皮病作出诊断,为此欧洲硬皮病临床试验和研究协作组提出了"早期硬皮病"的概念和诊断标准,即如果存在:①雷诺现象;②手指肿胀;③抗核抗体阳性,应高度怀疑早期硬皮病的可能,进行下一步的检查。如果存在下列两项中的任何一项就可以确诊为早期硬皮病:①甲床毛细血管镜检查异常,或②硬皮病特异性抗体。如抗着丝点抗体阳性或抗 Scl - 70 抗体阳性。但早期硬皮病可能与未分化结缔组织病、混合性结缔组织病不易鉴别。

5.鉴别诊断

本病应与假性硬皮病,如硬肿病、硬化性黏液水肿、嗜酸性筋膜炎及肾源性系统性纤维化/肾源性纤维性皮病相鉴别。

(四)治疗方案及原则

虽然近年来 SSc 的治疗有了较大进展,但有循证医学证据的研究仍然很少。皮肤受累范围及程度、内脏器官受累的情况决定其预后。早期治疗的目的在于阻止新的皮肤和脏器受累。而晚期目的在于改善已有的症状。治疗措施包括抗炎及免疫调节治疗、针对血管病变的治疗及抗纤维化治疗三个方面。

1.抗炎及免疫调节治疗

(1)糖皮质激素　糖皮质激素对本症效果不显著。通常对于皮肤病变的早期(水肿期),关节痛、肌肉病变、浆膜炎及间质性肺病的炎症期有一定疗效。剂量为泼尼松 30～40 mg/d,连用数周,逐渐减至维持量 5～10 mg/d。

（2）免疫抑制剂　常用的有环磷酰胺、环孢素 A、硫唑嘌呤、甲氨蝶呤等。有报道对皮肤、关节或肾脏病变可能有效,与糖皮质激素合用,常可提高疗效和减少糖皮质激素用量。甲氨蝶呤可能对改善早期皮肤的硬化有效,而对其他脏器受累无效。

2. 血管病变的治疗

（1）SSc 相关的指端血管病变（雷诺现象和指端溃疡）　应戒烟,手足避冷保暖。常用的药物为二氢吡啶类钙离子拮抗剂,如硝苯地平（10～20 mg,每日 3 次）,可以减少 SSc 相关的雷诺现象的发生和严重程度,常作为 SSc 相关的雷诺现象的一线治疗药物。静脉注射伊洛前列素 0.5～3.0 ng/（kg·min）连续使用 3～5 d,或口服 50～150 mg,每日 2 次,可用于治疗 SSc 相关的严重的雷诺现象和局部缺血。

（2）SSc 相关的肺动脉高压　主要措施包括:

1）氧疗　对低氧血症患者应给予吸氧。

2）利尿剂和强心剂　地高辛用于治疗收缩功能不全的充血性心力衰竭;此外,右心室明显扩张,基础心率 >100 次/min,合并快速心房颤动等也是应用地高辛的指征。对于合并右心功能不全的肺动脉高压患者,初始治疗应给予利尿剂。但应注意肺动脉高压患者有低钾倾向,补钾应积极且需密切监测血钾。

3）肺动脉血管扩张剂　目前临床上应用的血管扩张剂有钙离子拮抗剂、前列环素及其类似物、内皮素－1 受体拮抗剂及 5 型磷酸二酯酶抑制剂等。

钙离子拮抗剂:只有急性血管扩张药物试验结果阳性的患者才能应用钙离子拮抗剂治疗。对这类患者应根据心率情况选择钙离子拮抗剂。基础心率较慢的患者选择二氢吡啶类,基础心率较快的患者则选择地尔硫草。从小剂量开始应用。在体循环血压没有明显变化的情况下,逐渐递增剂量,争取数周内增加到最大耐受剂量,然后维持应用。应用1年以上者还应再次进行急性血管扩张药物试验重新评价患者是否持续敏感,只有长期敏感者才能继续使用。

前列环素类药物:目前国内只有吸入性伊洛前列素上市。该药可选择性作用于肺血管。对于大部分肺动脉高压患者,该药可以明显降低肺血管阻力,提高心排血量。半衰期为20~25 min,起效迅速,但作用时间较短。每天吸入治疗次数为6~9次,每次剂量至少在5~20 μg,长期应用该药,可降低肺动脉压力和肺血管阻力,提高运动耐量,改善生活质量。

内皮素-1受体拮抗剂:内皮素-1主要由内皮细胞分泌,是一种较强的内源性血管收缩剂。临床试验研究表明内皮素-1受体拮抗剂可改善肺动脉高压患者的临床症状和血流动力学指标。提高运动耐量,改善生活质量和生存率。推荐用法是初始剂量62.5 mg,每日2次,连用4周,后续剂量125 mg,每日2次,维持治疗。该药已经被欧洲和美国指南认为是治疗心功能Ⅲ级肺动脉高压患者的首选治疗。其不良反应主要表现为肝损害,治疗期间应至少每月监测1次肝功能。

5型磷酸二酯酶抑制剂:西地那非是一种强效、高选择性5型磷酸二酯酶抑制剂。西地那非在欧洲被推荐用于治疗SSc相关的肺动脉高压,推荐初始剂量20mg,每日3次。常见不良反应包括头痛、面部潮红等,但一般可耐受。

一氧化氮:一氧化氮是血管内皮释放的血管舒张因子,具有调节血管张力、血流、炎症反应和神经传导等广泛的生物学作用。长期吸入一氧化氮可能对肺动脉高压有一定疗效,但仍需要进一步的随机对照试验以评估其安全性和有效性。

(3)SSc 相关肾危象　肾危象是 SSc 的重症。应使用血管紧张素转换酶抑制剂(ACEI)控制高血压。即使肾功能不全透析的患者,仍应继续使用 ACEI。激素与 SSc 肾危象风险增加相关,使用激素的患者应密切监测血及肾功能。

3. 抗纤维化治疗

虽然纤维化是 SSc 病理生理的特征性表现。但迄今为止尚无一种药物被证实对纤维化有肯定的疗效。转化生长因子 TGF－β 在 SSc 的纤维化发病机制中起重要作用,但 TGF－β 拮抗剂对 SSc 纤维化是否有效尚待进一步研究。

(1)SSc 相关的皮肤受累　有研究显示甲氨蝶呤可改善早期弥漫性 SSc 的皮肤硬化,而对其他脏器受累无效。因此,甲氨蝶呤被推荐用于治疗弥漫性 SSc 的早期皮肤症状。其他药物如环孢素 A、他克莫司、松弛素、低剂量青霉胺和静脉丙种球蛋白(IVIG)对皮肤硬化可能也有一定改善作用。

(2)SSc 的间质性肺病和肺纤维化　环磷酰胺被推荐用于治疗 SSc 的间质性肺病,环磷酰胺冲击治疗对控制活动性肺泡炎有效。近期的非对照性实验显示抗胸腺细胞抗体和霉酚酸酯对早期弥漫性病变包括间质性肺病可能有一定疗效。另外,乙酰半胱氨酸对肺间质病变可能有一定的辅助治疗作用。

4. 其他脏器受累的治疗

SSc 的消化道受累很常见。质子泵抑制剂对胃食管反流性疾病、食管溃疡和食管狭窄有效。胃平滑肌萎缩可导致胃轻瘫和小肠运动减弱,促动力药物如甲氧氯普胺和多潘立酮可用于治疗 SSc 相关的功能性消化道动力失调,如吞咽困难、胃食管反流性疾病、饱腹感等。胃胀气和腹泻提示小肠细菌过度生长,治疗可使用抗生素,但需经常变换抗生素种类,以避免耐药。

(五)预后

SSc 一般是慢性病程,预后与确诊的时间密切相关,出现内脏并发症影响预后。最近的数据显示 SSc 的 5 年生存率超过 80%,但一些亚型的预后仍较差,如进展性肺动脉高压 2 年生存率低于 50%。而病死率最高的是合并肾危象,1 年生存率低于 15%,早期使用 ACEI 可能改善预后。SSc 病变仅限于皮肤,没有内脏受累的预后好。

十四、干燥综合征继发间质性肺疾病

干燥综合征是一种主要累及外分泌腺体的慢性炎症性自身免疫病。由于其免疫性炎症反应主要表现在外分泌腺体的上皮细胞,故又名自身免疫性外分泌腺体上皮细胞炎或自身免疫性外分泌病。临床除有唾液腺和泪腺受损致功能下降而出现口干、眼干外,尚有其他外分泌腺及腺体外其他器官的受累而出现多系统损害的症状。其血清中则有多种自身抗体和高免疫球蛋白血症。本病分为原发性和继发性两类,前者指不具有另一诊断明确的结缔组织病(CTD)的干燥综合征,后者是指发生于另一诊断明确的 CTD 如系统性红斑狼疮、类风湿关节炎等的干燥综合征。本篇主要叙述原发性干燥综合征。原发性干燥综合征属全球性疾病,在我国人群的患病率为 0.3% ~ 0.7%,在老年人群中患病率为 3% ~ 4%。女性多见,男女比为 1:9 ~ 1:20。发病年龄多在 40 ~ 50 岁。也偶见于儿童。

(一)临床表现

本病起病多隐匿,大多数患者很难说出明确起病时间。临床表现多样,病情轻重差异较大。

1. 局部表现

(1)口干燥症 因唾液腺病变,使唾液黏蛋白缺少而引起下述常见症状:①70%~80%患者有口干,但不一定都是首症或主诉,严重者因口腔黏膜、牙齿和舌发黏以致在讲话时需频频饮水,进固体食物时必须伴水或流食送下,有时夜间需起床饮水等。②猖獗性龋齿是本病的特征之一。约50%的患者出现多个难以控制发展的龋齿,表现为牙齿逐渐变黑,继而小片脱落,最终只留残根。③成人腮腺炎。50%患者表现有间歇性交替性腮腺肿痛,累及单侧或双侧。大部分在10天左右可以自行消退,但有时呈持续性肿大。少数有颌下腺肿大,舌下腺肿大较少,有的伴有发热。对部分腮腺持续性肿大者应警惕患恶性淋巴瘤的可能。④舌部表现为舌痛、舌面干裂、舌乳头萎缩而光滑。⑤口腔黏膜出现溃疡或继发感染。

(2)干燥性角结膜炎 此因泪腺分泌的黏蛋白减少而出现眼干涩、异物感、泪少等症状,严重者痛哭无泪。部分患者有眼睑缘反复化脓性感染、结膜炎、角膜炎等。

(3)其他浅表部位如鼻、硬腭、气管及其分支、消化道黏膜、阴道黏膜的外分泌腺体均可受累,使其分泌较少而出现相应症状。

2. 系统表现 除口眼干燥表现外患者还可出现全身症状如乏力、低热等。约有2/3患者出现系统损害。

(1)皮肤 皮肤病变的病理基础为局部血管炎。①过敏性紫癜样皮疹:多见于下肢,为米粒大小边界清楚的红丘疹,压之不褪色,分批出现。每批持续时间约为10天,可自行消退而遗有褐色色素沉着。②结节红斑较为少见。③雷诺现象多不严重,不引起指端溃疡或相应组织萎缩。

(2)骨骼肌肉 关节痛较为常见。仅小部分表现有关节肿胀,但多不严重且呈一过性。关节结构的破坏非本病的特点。肌炎见于约5%的患者。

(3)肾 国内报道30%～50%的患者有肾损害,主要累及远端肾小管,表现为因Ⅰ型肾小管酸中毒而引起的低血钾性肌肉麻痹,严重者出现肾钙化、肾结石及软骨病。表现为多饮、多尿的肾性尿崩亦常见于肾小管酸中毒患者。通过氯化铵负荷试验可以看到约50%患者有亚临床型肾小管酸中毒。近端肾小管损害较少见。小部分患者出现较明显的肾小球损害,临床表现为大量蛋白尿、低白蛋白血症甚至肾功能不全。

(4)肺 大部分患者无呼吸道症状。轻度受累者出现干咳,重者出现气短。肺部的主要病理为间质性病变,部分出现弥漫性肺间质纤维化,少数人可因此而呼吸功能衰竭以致死亡。早期肺间质病变在X线片上并不明显,只有高分辨率肺CT方能发现。另有小部分患者出现肺动脉高压。有肺纤维化及重度肺动脉高压者预后不佳。

(5)消化系统 胃肠道可以因其黏膜层的外分泌腺体病变而出现萎缩性胃炎、胃酸减少、消化不良等非特异性症状。约20%患者有肝脏损害,临床表现从黄疸至无临床症状而有肝功能损害不等。肝脏病理呈多样性,以肝内小胆管壁及其周围淋巴细胞浸润,界板破坏等改变为突出表现。慢性胰腺炎亦非罕见。

(6)神经 累及神经系统的发生率约为5%。以周围神经损害为多见,不论是中枢或周围神经损害均与血管炎有关。

(7)血液系统 本病可出现白细胞减少或/和血小板减少,

血小板低下严重者可出现出血现象。本病淋巴肿瘤的发生率约为正常人群的44倍。国内已有原发性干燥综合征患者出现血管免疫母细胞性淋巴结病（伴巨球蛋白血症）、非霍奇金淋巴瘤、多发性骨髓瘤等报道。

（二）治疗方案与原则

本病目前尚无根治方法。主要是采取措施改善症状，控制和延缓因免疫反应而引起的组织器官损害的进展以及继发性感染。

1.改善症状

（1）减轻口干较为困难，应停止吸烟、饮酒及避免服用引起口干的药物如阿托品等。保持口腔清洁，勤漱口，减少龋齿和口腔继发感染的可能。国外有服用副交感乙酰胆碱刺激剂如匹罗卡品片及其同类产品以刺激唾液腺中尚未破坏的腺体分泌，改善口干症状。它们有一定疗效但亦有较多不良反应如出汗及尿频。

（2）干燥性角结膜炎可给予人工泪液滴眼以减轻眼干症状并预防角膜损伤。有些眼膏也可用于保护角膜。国外有人以自体血清经处理后滴眼。

（3）肌肉、关节痛者可用非甾体类抗炎药以及羟氯喹。

2.低钾血症

纠正低钾血症的麻痹发作可采用静脉补钾（氯化钾），待病情平稳后改口服钾盐液或片剂，有的患者需终身服用，以防低血钾再次发生。多数患者低血钾纠正后尚可正常生活和工作。

3.系统损害者应依据受损器官及其严重度而进行相应治疗

对合并有神经系统、肾小球肾炎、肺间质性病变、肝脏损害、血细胞低下尤其是血小板减低、肌炎等则要给予肾上腺皮质激素,剂量与其他结缔组织病治疗剂量相同。对于病情进展迅速者可合用免疫抑制剂如环磷酰胺、硫唑嘌呤等。出现恶性淋巴瘤者宜积极、及时地进行联合化疗。

(三)预后

本病预后较好,有内脏损害者经适当治疗后大多可以控制病情达到缓解,但停止治疗又可复发。内脏损害中出现进行性肺纤维化、中枢神经病变、肾小球受损伴肾功能不全、恶性淋巴瘤者预后较差,其余系统损害者经适当治疗大多病情缓解,甚至恢复日常生活和工作。

十五、混合性结缔组织病继发间质性肺疾病

混合性结缔组织病(mixed connective tissue disease,MCTD)是一种血清中有高滴度的斑点型抗核抗体(ANA)和抗 u1RNP 抗体,以雷诺现象、双手肿胀、多关节痛或关节炎、肢端硬化、肌炎、食管运动功能障碍、肺动脉高压等为特征的临床综合征。部分患者随疾病的进展可成为某种确定的弥漫性结缔组织病,如系统性硬化病(SSc)、系统性红斑狼疮(SLE)、多发性肌炎/皮肌炎(PM/DM)、类风湿关节炎(RA)。

(一)临床表现

患者可表现出组成本疾病的各种结缔组织病(SLE、SSc、PM/DM 或 RA)的临床症状。然而 MCTD 具有的多种临床表现并非同时出现,重叠的特征可以相继出现,不同的患者表现亦不尽相同。在该病早期与抗 u1RNP 抗体相关的常见临床表现是双手肿胀、关节炎、雷诺现象、炎性肌病和指端硬化等。

1.早期症状 大多数患者有易疲劳、肌痛、关节痛和雷诺现象。若患者出现手或手指肿胀、高滴度斑点型 ANA 时,应仔细

随诊。未分化结缔组织病（UCTD）患者若出现高滴度抗 u1 RNP 抗体预示以后可能进展为 MCTD；急性起病的 MCTD 较少见，表现包括 PM、急性关节炎、无菌性脑膜炎、指（趾）坏疽、高热、急性腹痛和三叉神经痛。

2. 发热　不明原因发热可能是 MCTD 最显著的临床表现和首发症状。

3. 关节　关节疼痛和僵硬几乎是所有患者的早期症状之一。60% 患者最终发展成典型的关节炎。常伴有与 RA 相似的畸形，如尺侧偏斜、天鹅颈和纽扣花畸形。放射学检查显示缺乏严重的骨侵蚀性病变，但有些患者也可见关节边缘侵蚀和关节破坏。50% ~70% 的患者类风湿因子（RF）阳性。

4. 皮肤黏膜　大多数患者在病程中出现皮肤黏膜病变。雷诺现象是 MCTD 最常见和最早期的表现之一，常伴有手指肿胀或全手肿胀。有些患者表现为狼疮样皮疹，尤其是面颊红斑和盘状红斑。黏膜损害包括颊黏膜溃疡、干燥性复合性口生殖器溃疡、青斑血管炎、皮下结节和鼻中隔穿孔。

5. 肌肉病变　肌痛是 MCTD 常见的症状，但大多数患者没有明确的肌无力、肌电图异常或肌酶的改变。MCTD 相关的炎性肌病在临床和组织学方面与特发性炎性肌病（IIM）相似，兼有累及血管的 DM 和细胞介导的 PM 病变特点。大多数患者的肌炎往往在全身疾病活动的背景下急性发作，这些患者对短疗程大剂量糖皮质激素治疗反应良好。而轻症炎性肌病者常隐匿起病，对糖皮质激素治疗的反应较差。一些伴发 MCTD 相关多发性肌炎的患者可出现高热。

6. 心脏　心脏全层均可受累。20% 的患者心电图（ECG）不正常，最常见的改变是右心室肥厚、右心房扩大和心脏传导异常。心包炎是心脏受累最常见的临床表现,见于 10% ~30% 的患者,出现心包填塞少见。心肌受累日益受到重视,一些患者的心肌受累是继发于肺动脉高压,而肺动脉高压在早期阶段常无症状。对存在劳累性呼吸困难的患者,应注意筛查肺动脉高压。多普勒超声估测右室收缩压能检测到亚临床的肺动脉高压,确定诊断需要通过右心导管显示休息时平均舒张期肺动脉压 > 25 mmHg(1 mmHg =0.133 kPa)。

7. 肺脏　75% 的患者有肺部受累,早期通常没有症状。30% ~50% 的患者可发生间质性肺病,早期症状有干咳、呼吸困难、胸膜炎性胸痛。高分辨率 CT(HRCT)是诊断间质性肺病最敏感的检查方法,99Tcm – 二乙烯三胺戊乙酸(DTPA)肺扫描用于筛查和观察疗效。HRCT 最常见的早期征象是小叶间隔增厚、周边和下肺叶为主的磨砂玻璃样改变。未经治疗的间质性肺病通常会进展,4 年随访中 25% 的患者可发展为严重肺间质纤维化。如前所述,肺动脉高压是 MCTD 最严重的肺部并发症。不同于硬皮病,在 MCTD 中肺动脉高压通常是继发于肺间质纤维化,是由于肺小动脉内膜增生和中膜肥大所致。

8. 肾脏　25% 患者有肾脏损害。高滴度的抗 u1RNP 抗体对弥漫性肾小球肾炎的进展有相对保护作用。弥漫性肾小球肾炎和实质间质性病变很少发生,通常为膜性肾小球肾炎,有时也可引起肾病综合征,但大多数患者没有症状。有些患者出现肾血管性高血压危象,与硬皮病肾危象类似。

9. 消化系统　胃肠道受累见于 60% ~80% 患者。表现为上消化道运动异常,食管上段和下段括约肌压力降低,食管远端 2/3 蠕动减弱,进食后发噎和吞咽困难,并可有腹腔出血、胆道出血、十二指肠出血、巨结肠、胰腺炎、腹腔积液、蛋白丢失性肠病、原发性胆汁性肝硬化、自身免疫性肝炎、吸收不良综合征等。腹痛可能是由于肠蠕动减弱、浆膜炎、肠系膜血管炎、结肠穿孔或胰腺炎等所致。

10. 神经系统 中枢神经系统病变并不是本病显著的临床特征。与 SSc 一样最常见的是三叉神经痛。头痛是常见症状，多数可能是血管性头痛。有些患者头痛伴发热、肌痛。有些表现类似病毒感染综合征。这些患者中有些出现脑膜刺激征，脑脊液检查显示无菌性脑膜炎。无菌性脑膜炎也可能是一种对非甾体类抗炎药(尤其是舒林酸和布洛芬)的超敏反应。一种新的但非常罕见的与抗 u1RNP 抗体相关的中枢神经系统疾患是脑出血。其他神经系统受累包括癫痫样发作、器质性精神综合征、多发性周围神经病变、脑梗死和脑出血等。

11. 血管 雷诺现象几乎是所有患者的一个早期临床特征。中小血管内膜轻度增生和中层肥厚是 MCTD 特征性的血管病变，也是本病肺动脉高压和肾血管危象的特征性病理改变。血管造影显示 MCTD 患者中等大小血管闭塞的发生率高，且大多数患者的甲襞毛细血管显微镜检查血管袢扩张和缺失的模式与 SSc 患者的表现相同。73% 的患者可见"灌木丛型"的形态。45% 的患者抗内皮细胞抗体阳性，携带此抗体的患者易发生肺部病变和自发流产。抗 u1RNP 抗体可诱导内皮细胞释放致炎细胞因子，在血管病变中起致病作用。

12. 血液系统 75% 的患者有贫血。60% 的患者 Coombs 试验阳性。但溶血性贫血并不常见。75% 的患者可有以淋巴细胞系为主的白细胞减少，这与疾病活动有关。血小板减少、血栓性血小板减少性紫癜、红细胞发育不全相对少见，低补体血症可见于部分病例。50% 患者 RF 阳性，尤其是同时伴有抗 hnRNP

A2/RA33 抗体存在者,常与严重的关节炎相关。抗心磷脂抗体(ACL)或狼疮抗凝物均有报道。

13. 其他 患者可有干燥综合征、慢性淋巴细胞性甲状腺炎(桥本甲状腺炎)和持久的声音嘶哑。1/3 患者有发热、全身淋巴结肿大、肝脾肿大。

(二)诊断及标准

对有雷诺现象、关节痛或关节炎、肌痛、手肿胀的患者,如果有高滴度斑点型 ANA 和高滴度抗 u1RNP 抗体阳性,而抗 Sm 抗体阴性者,要考虑 MCTD 的可能,高滴度抗 u1RNP 抗体是诊断 MCTD 必不可少的条件。如果抗 Sm 抗体阳性,应首先考虑 SLE。

(三)治疗方案

本病的治疗以 SLE、PM/DM、RA 和 SSc 的治疗原则为基础。

1. 疲劳、关节和肌肉痛者,可应用非甾体类抗炎药、抗疟药、小剂量泼尼松(<10 mg/d)。

2. 以关节炎为主要表现者,轻者可应用非甾体类抗炎药,重症者加用抗疟药或甲氨蝶呤或肿瘤坏死因子抑制剂。

3. 雷诺现象 注意保暖,避免手指外伤和使用 β - 受体阻滞剂、戒烟等。应用二氢吡啶类钙通道阻滞剂,如硝苯地平,30 mg/d;α - 受体阻滞剂,如哌唑嗪。

4. 急性起病的指坏疽:局部药物性交感神经阻断(受累指/趾基部利多卡因浸润)、抗凝、局部应用硝酸盐类药物;输注前列环素;可使用内皮素受体拮抗剂,如波生坦。

5. 以肌炎为主要表现者,给予泼尼松 1～1.5 mg/(kg·d),难治者加用甲氨蝶呤、静脉滴注免疫球蛋白治疗。

6. 肺动脉高压是 MCTD 患者致死的主要原因。应该早期、积极治疗原发病。无症状的肺动脉高压:使用糖皮质激素和环磷酰胺、小剂量阿司匹林和血管紧张素转换酶抑制剂(ACEI)如卡托普利 12.5~25 mg,每日 2~3 次;酌情使用内皮素受体拮抗剂,口服波生坦。伴有症状的肺动脉高压:静脉注射前列环素,应用 ACEI,抗凝,内皮素受体拮抗剂,口服波生坦,酌情使用西地那非。

7. 肾脏病变者、膜性肾小球肾病:轻型不需要处理;进展性蛋白尿者用 ACEI 或小剂量阿司匹林联合双嘧达莫;严重者酌情使用泼尼松 15~60 mg/d,加环磷酰胺冲击治疗每个月 1 次或瘤可宁每日给药。肾病综合征:单独应用肾上腺皮质激素通常效果不佳;小剂量阿司匹林联合双嘧达莫预防血栓形成及并发症;ACEI 减少蛋白丢失;泼尼松 15~60 mg/d,加环磷酰胺冲击治疗每个月 1 次或瘤可宁每日给药。必要时可进行透析。

8. 食管功能障碍,吞咽困难者:轻症无需治疗;伴反流者应用质子泵抑制剂,严重者使用抑酸与促动药联合治疗;内科治疗无效者,可采取手术治疗。肠蠕动减弱:使用胃肠促动药,如甲氧氯普胺。小肠细菌过度繁殖可应用四环素、琥乙红霉素。胃灼热、消化不良:升高床的头部、戒烟、减轻体重、避免咖啡因;应用 H_2 受体阻断剂、质子泵抑制剂;酌情使用甲氧氯普胺和抗幽门螺杆菌药物。

9. 心肌炎:可用糖皮质激素和环磷酰胺,避免应用地高辛。不完全心脏传导阻滞:避免应用氯喹。在使用上述药物时应定期查血、尿常规,肝、肾功能,避免不良反应。

(四)预后和转归

既往认为 MCTD 预后相对良好且对皮质激素治疗显效,目前已明确。携带高滴度抗 u1RNP 抗体者较少发生严重肾脏并发症和危及生命的神经系统病变;由此而言,MCTD 比 SLE 预后良好。但进展性肺动脉高压和心脏并发症是 MCTD 患者死亡的主要原因。心肌炎、肾血管性高血压、脑出血亦可导致死亡。Sharp's 研究组随访 47 例 MCTD 患者 29 年,62% 的患者预后良好,38% 的患者疾病持续活动,死亡的 11 例(23%)患者中 9 例与肺动脉高压相关,2 例与 MCTD 无关。大多数 MCTD 患者预后相对良好,与早期诊断、早期治疗有关。重要脏器受累者预后差。

十六、显微镜下多血管炎继发性间质性肺疾病

显微镜下多血管炎(microscopic polyangiitis,MPA)是一种主要累及小血管的系统性坏死性血管炎。可侵犯肾脏、皮肤和肺等脏器的小动脉、微动脉、毛细血管和微小静脉。常表现为坏死性肾小球肾炎和肺毛细血管炎。因其主要累及包括静脉在内的小血管,故现多称为 MPA。1990 年的美国风湿病学会(ACR)血管炎的分类标准并未将 MPA 单独列出,因此既往 MPA 大多归为结节性多动脉炎,极少数归为韦格纳肉芽肿病(WG)。目前认为 MPA 为一独立的系统性坏死性血管炎,很少或无免疫复合物沉积,常见于坏死性肾小球肾炎以及肺的毛细血管炎。1993年 Chapel Hill 会议将 MPA 定义为一种主要累及小血管(如毛细血管、微小静脉或微小动脉)且无免疫复合物沉积的坏死性血管炎。结节性多动脉炎(PAN)和 MPA 的区别在于,前者缺乏小血管的血管炎,包括微小动脉、毛细血管和微小静脉。本病男性多见,男女比约为 2∶1,多在 50～60 岁发病,国外发病率为1/100 000～3/100 000,我国的发病率尚不清楚。

（一）临床表现

任何年龄均可患病,但以 40～50 岁最常见。发病率为 1/100 000～3/100 000,男性发病率略高于女性,男:女为 1:1～18:1,发病急缓不一。MPA 可呈急性起病,表现为快速进展性肾小球肾炎和肺出血,有些也可非常隐匿,发病数年,以间断紫癜、轻度肾脏损害、间歇咯血等为主要表现。典型病例多具有皮肤—肺—肾的临床表现。

1. 全身症状　可有发热、乏力、厌食、关节痛和体重减轻。

2. 皮肤表现　可出现各种皮疹,以紫癜及可触及的充血性斑丘疹多见。还可有网状青斑、皮肤溃疡、皮肤坏死、坏疽以及肢端缺血、坏死性结节、荨麻疹,血管炎相关的荨麻疹常持续 24 h 以上。

3. 肾脏损害　是本病最常见的临床表现,多数患者出现蛋白尿、血尿、各种管型、水肿和肾性高血压等,部分患者出现肾功能不全,可进行性恶化致肾功能衰竭。但是极少数患者可无肾脏病变。

4. 肺部损害　一半的患者有肺部损害,发生肺泡壁毛细血管炎,12%～29% 的患者有弥漫性肺泡出血。查体可见呼吸窘迫,肺部可闻及啰音。由于弥漫性肺间质改变和炎症细胞的肺部浸润,约 1/3 的患者出现咳嗽、咯血、贫血,大量肺出血导致呼吸困难,甚至死亡。部分患者可在弥漫性肺泡出血的基础上出现肺间质纤维化。

5. 神经系统　部分患者有神经系统损害的症状,出现多发性单神经炎或多神经病,还可有中枢神经系统受累,常表现为癫痫发作。

6. 消化系统　消化道也可被累及。表现为消化道出血、胰腺炎以及由肠道缺血引起的腹痛,严重者可出现穿孔等,这是由于胃肠道的小血管炎和血栓形成造成缺血所致。

7. 心血管系统 部分患者还有胸痛和心力衰竭症状,临床可见高血压、心肌梗死以及心包炎。

8. 其他 部分患者也有耳鼻喉的表现,如鼻窦炎。此时较易与 WG 相混淆。少数患者还可有关节炎、关节痛和睾丸炎所致的睾丸痛。眼部症状包括眼部红肿、疼痛以及视力下降,眼科检查表现为视网膜出血、巩膜炎以及色素膜炎。

(二)实验室检查

1. 常规检查 反映急性期炎症的指标如红细胞沉降率(ESR)、C 反应蛋白(CRP)升高,部分患者有贫血、白细胞和血小板增多。累及肾脏时出现蛋白尿、镜下血尿和红细胞管型,血清肌酐和尿素氮水平升高。

2. 抗中性粒细胞胞质抗体(ANCA) 约 80% 的 MPA 患者 ANCA 阳性,是 MPA 的重要诊断依据,也是监测病情活动和预测复发的重要血清学指标,其滴度通常与血管炎的活动度有关。其中约 60% 抗原呈髓过氧化物酶(MPO)- ANCA(核周型 - ANCA)阳性,肺受累者常有此抗体,另有约 40% 的患者为抗蛋白酶 -3(PR3)- ANCA(胞质型 - ANCA)阳性。约 40% 的患者可查到抗心磷脂抗体(ACL),少数患者抗核抗体、类风湿因子(RF)阳性。

3. 影像学改变 胸部 X 线检查在早期可发现无特征性肺部浸润影或小泡状浸润影,双侧不规则的结节片状阴影;肺空洞少见,可见继发于肺泡毛细血管炎和肺出血的弥漫性肺实质浸润影。中晚期可出现肺间质纤维化(图 2.12)。

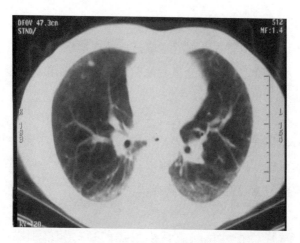

图 2.12　MPA 继发间质性肺疾病影像学表现

4.活组织检查病理　病变累及肾脏、皮肤、肺和胃肠道,病理特征为小血管的节段性纤维素样坏死,无坏死性肉芽肿性炎,在小动脉、微动脉、毛细血管和静脉壁上,有多核白细胞和单核细胞的浸润,可有血栓形成。在毛细血管后微静脉可见白细胞破碎性血管炎。肾脏病理特征为肾小球毛细血管丛节段性纤维素样坏死、血栓形成和新月体形成,坏死节段内和周围偶见大量嗜中性粒细胞浸润。免疫学检查无或仅有稀疏的免疫球蛋白沉积。极少有免疫复合物沉积,这具有重要的诊断意义。肺组织活检示肺毛细血管炎、纤维化,无或极少免疫复合物沉积。肌肉和腓肠神经活检可见小到中等动脉的坏死性血管炎。

（三）诊断

本病诊断尚无统一标准,如出现系统性损害并有肺部受累、肾脏受累及出现可触及的紫癜应考虑 MPA 的诊断,尤其是还有MPO – ANCA 阳性者。肾活检及皮肤或其他内脏活检有利于

MPA 的诊断。部分患者需除外感染性心内膜炎。确定诊断之前,需与 PAN 和 WG 相鉴别。以下情况有助于 MPA 的诊断:①中老年,以男性多见;②具有上述起病的前驱症状;③肾脏损害表现:蛋白尿、血尿或(和)急进性肾功能不全等;④伴有肺部或肺肾综合征的临床表现;⑤伴有胃肠道、心脏、眼、耳、关节等全身各器官受累表现;⑥ANCA 阳性;⑦肾、肺活检有助于诊断。

(四)鉴别诊断

1. PAN　本病主要累及中型和(或)小型动脉,无毛细血管、小静脉及微动脉累及,是一种坏死性血管炎,极少有肉芽肿;肾损害为肾血管炎、肾梗死和微动脉瘤,无急进性肾炎,无肺出血。周围神经疾病多见(50%~80%),其中 20%~30% 有皮肤损害,表现为痛性红斑性皮下结节,沿动脉成群出现。ANCA 较少阳性(<20%),血管造影可见微血管瘤、血管狭窄,中小动脉壁活检有炎性细胞浸润。

2. 变应性肉芽肿性血管炎　本病是累及小、中血管的系统性血管炎,有血管外肉芽肿形成及高嗜酸细胞血症,患者常表现为变应性鼻炎、鼻息肉及哮喘,可侵犯肺及肾脏,出现相应症状,可有 ANCA 阳性,但以核周型 – ANCA 阳性为多。

3. WG　本病为坏死性肉芽肿性血管炎,病变累及小动脉、静脉及毛细血管,偶可累及大动脉,临床表现为上、下呼吸道的坏死性肉芽肿,全身坏死性血管炎和肾小球肾炎,严重者发生肺出血 – 肾炎综合征,胞质型 – ANCA 阳性(活动期阳性率达 88%~96%)。

4. 肺出血 – 肾炎综合征　以肺出血和急进性肾炎为特征,抗肾小球基底膜抗体阳性,肾病理可见基底膜有明显免疫复合物沉积。

5.狼疮肾炎　具有典型系统性红斑狼疮表现,加上蛋白尿即可诊断,肾活检见大量各种免疫复合物沉着,可与 MPA 鉴别。

(五)治疗方案及原则

治疗可分 3 个阶段:诱导期、维持缓解期和治疗复发。

1.诱导期和维持缓解期的治疗

(1)糖皮质激素　泼尼松 1 mg/(kg·d),晨起顿服或分次服用,一般服用 4~8 周后减量,等病情缓解后以维持量治疗,维持量有个体差异。建议小剂量泼尼松(10~20 mg/d)维持 2 年或更长。对于重症患者和肾功能进行性恶化的患者,可采用甲泼尼龙冲击治疗,每次 0.5~1.0 g 静脉滴注,每日或隔日 1 次,3 次为 1 个疗程,1 周后视病情需要可重复。激素治疗期间注意防治不良反应。不宜单用泼尼松治疗,因缓解率下降,复发率升高。

(2)环磷酰胺　可口服,剂量一般为 2~3 mg/(kg·d),持续 12 周。亦可采用环磷酰胺静脉冲击疗法,剂量为 0.5 g/m² 体表面积,每月 1 次,连续 6 个月,严重者用药间隔可缩短为 2~3 周,以后每 3 个月 1 次,至病情稳定 1~2 年(或更长时间)可停药观察。口服不良反应高于冲击治疗。用药期间需监测血常规和肝、肾功能。

(3)硫唑嘌呤　由于环磷酰胺长期使用不良反应多,诱导治疗一旦达到缓解(通常 4~6 个月后)也可以改用硫唑嘌呤,1~2 mg/(kg·d)口服,维持至少 1 年。应注意不良反应。

(4)霉酚酸酯　1.0~1.5 g/d,用于维持缓解期和治疗复发的 MPA,有一定疗效,但临床证据较少,且停药可能引起复发。

（5）甲氨蝶呤 有报告甲氨蝶呤 5 ~ 25 mg，每周 1 次，口服或静脉注射治疗有效，应注意不良反应。

（6）丙种球蛋白 采用大剂量静脉丙种球蛋白 0.4 g/（kg·d），3 ~ 5 d 为 1 个疗程，部分患者有效。在合并感染、体弱、病重等原因导致无法使用糖皮质激素和细胞毒药物时可单用或合用。

（7）血浆置换 对于就诊时已需透析的患者可能有益。由于目前资料尚不充分，应用血浆置换主要根据临床经验，需要谨慎权衡血浆置换可能带来的风险（如深静脉置管相关并发症、感染等）与其潜在获益之间的利弊。当同时出现抗肾小球基底膜抗体、存在严重肺泡出血者或病程急性期存在严重肾脏病变时可考虑血浆置换。

（8）生物制剂 针对 TNF - α、CD20 等的单克隆抗体，主要应用于难治性患者或经常规治疗多次复发患者，部分患者取得较好疗效，但最终疗效还需要更多的临床资料证实。

2. 暴发性 MPA 治疗

此时可出现肺—肾功能衰竭，常有肺泡大量出血和肾功能急骤恶化，可予以甲泼尼龙和环磷酰胺联合冲击治疗，以及支持对症治疗的同时采用血浆置换疗法。每次置换血浆 2 ~ 4 L，每天 1 次，连续数日后依情况改为隔日或数日 1 次。该疗法对部分患者有效，不良反应有出血、感染等。血浆置换对肌酐、尿素氮等小分子毒素清除效果差，如患者血肌酐明显升高宜联合血液透析治疗。

3. 透析和肾移植

少数终末期肾功能衰竭者，需要依赖维持性透析或进行肾移植,肾移植后仍有极少数患者会复发,复发后仍可用糖皮质激素和免疫抑制剂治疗。

4.其他

对有肾损害的患者应严格将血压控制在正常范围内。推荐使用血管紧张素转换酶抑制剂或血管紧张素Ⅱ受体拮抗剂。

(六)预后

经治疗,90%的MPA患者能得到改善,75%的患者能完全缓解,约30%的患者在1~2年后复发。本病治疗后的2~5年生存率大约为75%。与PAN相似,本病的主要死亡原因是不能控制的病情活动、肾功能衰竭和继发感染以及肺脏受累。疾病过程中应密切监测ESR水平。MPA中ANCA的滴度与病情活动相关性较差。

十七、自身免疫特征的间质性肺炎

(一)命名

许多特发性间质性肺炎(IIP)患者的临床特征提示有潜在的自身免疫性过程,但不符合既定的结缔组织病(CTD)的标准。研究者提出了不同的标准和术语来描述这些患者,但是缺乏命名和分类的共识,从而限制了对这类疾病进行统一队列的前瞻性研究。

"欧洲呼吸协会(ERS)/美国胸科学会(ATS)成立结缔组织病(CTD)相关性间质性肺疾病特别工作组"针对特发性间质性肺炎(IIP)伴有自身免疫特征的患者,经过研究和讨论创建了有关的术语和分类标准。

特别工作组提出了"自身免疫特征的间质性肺炎(IPAF)"

这个名称,并给出了分类标准,包括三个方面特征表现的组合:肺外的特别临床表现,特异性自身抗体的血清学表现以及胸部CT特征的形态学表现、组织病理学或肺生理特征。

IPAF应该用于识别IIP个体伴有可能且尚不确定的CTD特征。使用IPAF,为进一步统一队列研究提供了一个好的平台。

(二)IPAF的分类标准

IPAF的分类标准见表2.6。拟议的标准反映了小组的专家意见,同时也需要通过前瞻性研究进行验证。我们试图在过于宽泛(特异性太低)和过于狭窄(特异性太高)之间达到一个平衡。

表2.6 自身免疫特征的间质性肺炎(IPAF)的诊断标准

存在间质性肺炎(通过HRCT或肺活检证实)
排除其他已知病因
尚不能确定符合某一确定的CTD诊断
至少有以下3个特征中的2个: ①临床表现 ②血清学表现 ③形态学表现

临床表现	远端手指皮肤裂纹(例如"技工手") 远端指尖皮肤溃疡 炎性关节炎或多关节晨僵≥60 min 手掌或指腹毛细血管扩张症 雷诺现象 不明原因的手指浮肿 不明原因的手指背侧的固定性皮疹(Gottrons征)

血清学表现

 ANA 阳性 > 1 : 320,弥漫、斑点、均质或 ANA 核仁型(任何滴度)或 ANA 着丝点型(任何滴度)

 RF > 2 × ULN

 抗 CCP

 抗 dsDNA

 抗 – Ro(SSA)

 抗 – La(SSB)

 抗 RNP

 抗 Sm

 抗 SCL – 70

 抗 tRNA 合成酶(例如 Jo – 1,PL – 7,PL – 12,其他如 EJ,OJ,KS,Zo,tRS)

 抗 PM – Scl

 抗 MDA – 5

形态学表现

 HRCT 提示放射学如下类型:

 – 非特异性间质性肺炎(NSIP)

 – 机化性肺炎(OP)

 – NSIP 重叠 OP

 – 淋巴细胞性间质性肺炎(LIP)

 肺活检组织病理学提示如下类型:

 – NSIP

 – OP

 – NSIP 重叠 OP

 – LIP

 – 间质淋巴细胞的浸润伴有生发中心形成;弥漫性淋巴浆细胞浸润(伴或不伴淋巴滤泡增生)

 多部位受累(间质性肺炎除外):

 – 原因不明的胸膜积液或胸膜增厚

 – 原因不明的心包积液或心包增厚

 – 原因不明的气道疾病(肺功能、胸部影像或病理)(气流阻塞、细支气管炎或细支气管扩张)

 – 原因不明的肺血管病变

（三）总体框架

标准声明了 IPAF 分类的两个先决条件：个体必须有高分辨率计算机断层扫描（HRCT）成像和/或外科肺活检证明的间质性肺炎的证据；彻底的临床评估，排除已知原因引起的间质性肺炎，且不足以诊断为 CTD。

分类标准包含三部分中心内容：临床方面是指特异性胸腔外表现；血清学方面是特异性循环系统自身抗体；形态学方面是特异性胸部影像学特征、组织病理学特征或生理学特征。要被划分至 IPAF，个体必须满足所有的先决条件，有至少两个方面的表现，每个方面至少有一个特征。

（四）临床方面

这方面包含提示潜在的 CTD 的特异性临床特征。尽管它们是特异性的表现，但是单独的表现不足以达到 CTD 的诊断。雷诺现象、手掌或指腹毛细血管扩张症、远端指尖皮肤溃疡和手指浮肿是系统性硬化患者常见的临床表现，但是少见于 IIP。同样，远端手指皮肤裂纹（例如"技工手"）和手指背侧的固定性皮疹（Gottrons 征）是抗合成酶抗体综合征或系统性硬化肌炎都有的与 PM – Scl 抗体阳性有关的特征表现。鼓励应用甲襞显微镜来评估雷诺现象患者个体，因为毛细血管祥畸形可以预测其发展成 CTD，比如系统性硬化和皮肌炎。炎性关节病是 IPAF 的一个诊断标准，它的特点是外周关节滑膜炎，但单独关节疼痛本身并不是，因为其他缺乏特异性。其他不明确的特征，如脱发、光敏性、口腔溃疡、体重减轻、干燥症、肌痛或关节痛都不包括在内。同样，与 CTD 关系更密切人口统计学资料（如年龄和性别）也不包括在内，因为它们在 CTD – ILD 方面缺乏特异性。

理想情况下，包括风湿病专家在内的临床医生通过全面的病史回顾和体格检查对患者的胸腔外特征表现进行评估更容易发现一些难以察觉的胸腔外表现,而不是完全依靠患者自我报告(如自我报告的调查问卷)。

(五)血清学方面

在这方面,特异的循环系统自身抗体(已知与 CTDs 有关)的评估作为推测罹患 IIP 患者评估也包括在内。但是不包括特异性低的血清学标记,比如低滴定度抗核抗体(ANA)、低滴定度类风湿因子(RF)、红细胞沉降率、C 反应蛋白和肌酸磷酸激酶。

ANA 阳性弥散、均质或斑点着色,滴定度至少是 1:320,因为这符合大多数 ANA 测试专家指南。低滴定度 ANA 阳性伴有这些着色模式是被排除在外的,因为 ANA 弱阳性存在于许多非风湿病患者甚至健康对照人群中,特别是老年人。不管滴定度,ANA 阳性,伴有核仁或着丝粒染色被认为是 IPAF 的标准之一。每个着色方式都与系统性硬化有密切联系;然而,在不具备其他特征的情况下,二者皆不足以诊断系统性硬化病。

依照目前的 ANA 测试指南,ANA 测定的首选方法是通过间接免疫荧光法测定,它兼顾到了 ANA 滴定度和着色模式。ANA 的 ELISA 测定是不可靠的,已被证实在系统性硬化患者群体中存在假阴性,同时它没有着色方式报告,不提供滴定度。

由于上述弱反应性的 ANA 测试的担忧,只有高滴定度 RF 值(定义为大于或等于正常上限的两倍)满足 IPAF 入选标准。RF 弱阳性存在于许多非风湿患者和一些健康对照个体中。对于任何其他循环自身抗体,任何高于正常上限的值均被认为是血清学阳性。在临床实践中,血清学检验可能会因为各种原因不断地重复,比如当一个自身抗体滴定度边界是阳性的。然而,对于 IPAF 标准的目的来说,如果血清学检查呈阳性,重复是不必要的。

虽然有报道称间质性肺炎患者 ANCA 系列呈阳性,并且 ANCA 系列阳性可能反映患者有显微镜下多血管炎或其他血管性疾病,但是这系列自身抗体并不包含在 IPAF 的血清学范围之内,因为这些自身抗体与血管炎而非 CTD – ILD 有关。

随着新的与 CTD 有关的自身抗体的发现以及这些自身抗体的商业流通,这一部分可能需要不断修改。

(六)形态学方面

形态学方面由三个部分组成:HRCT 提示间质性肺炎,外科肺活检证实的病理特性,或额外的证据(如影像学、组织病理学、RHC、肺功能试验)证实胸部受累。

(七)胸部 HRCT 提示间质性肺炎

IPAF 影像学表现包括非特异性间质性肺炎(NSIP)、机化性肺炎(OP)、NSIP 重叠 OP 和淋巴细胞性间质性肺炎(LIP)。CTD – ILD 患者通常会表现为上述形式,这些表现意味着存在自身免疫进程的可能性增加。CTD 患者也会出现 UIP 的影像学表现,如果这样,影像学呈 UIP 表现的患者并不能除外 IPAF 的诊断。然而,UIP 并不作为 IPAF 的一种特殊的形态学表现,因为患有间质性肺炎的患者,单独影像学呈现 UIP 表现并不能增加其患有 CTD 的可能性。影像学呈 UIP 表现不能排除 IPAF 这一范畴,但是与呈现 NSIP、OP 或 LIP 影像学表现的患者不同,UIP 这一影像学表现毫无可信度。因此,一位影像学表现为 UIP 的患者若要诊断为 IPAF,则还需要其他两个方面的至少一个特征或者形态学方面的另外一个特征。

HRCT 提示 NSIP 为肺基底部网状改变、牵拉性支气管扩张、外周支气管肺泡扩张和胸膜下磨玻璃影(图2.13)。HRCT提示 OP 为胸膜下和下肺野占优势的双侧肺实变。NSIP 重叠 OP 是指基底部为主的肺实变,通常位于横膈膜周围,与纤维变性有关(例如牵拉性支气管扩张、网状改变和下肺叶容积减少)。HRCT 提示 LIP 为支气管肺泡周围囊肿,伴或不伴磨玻璃影或网状改变。

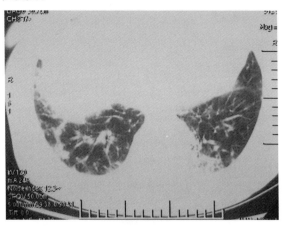

图2.13 自身免疫性间质性肺炎影像学表现

(八)外科肺活检证实的组织病理学特征

外科肺活检可以为是否存在 CTD 提供线索。目前认为组织病理学特征是 IPAF 标准形态学方面的一部分,组织病理学特征与 CTD 密切相关,但是这些特征不足以诊断 CTD。这些是 NSIP、OP 的初级特征,次级特征是间质淋巴细胞的浸润伴有生发中心形成;弥漫性淋巴浆细胞浸润(伴或不伴淋巴滤泡增生)。

NSIP 组织病理学特征包括不同程度的间质炎症和肺泡壁纤维化。富含细胞型 NSIP 表现为轻至中度间质慢性炎性浸润伴轻微纤维化。纤维化型 NSIP 表现为同一时相纤维化导致的间质增厚,通常保留肺泡结构,伴有不同程度的细胞炎症。从组织结构上来说,OP 是指片状肺泡填充过程,即纤维母细胞填充肺泡管、肺泡,伴或不伴细支气管腔内息肉。其他的发现包括单核细胞间质浸润、纤维蛋白渗出、泡沫细胞形成、Ⅱ型肺泡上皮细胞增生都可能伴随 OP 这一过程。一些病例有更加明显的间质性炎症,它们的表现甚至与富含细胞型 NSIP 重叠。LIP 组织学表现以多克隆炎症细胞浸润为特征,浸润为弥散性的或间质性的,可能会形成伴或不伴生发中心的结节性淋巴组织。

与 UIP 的影像学表现的解释相同,组织病理学表现为 UIP 的患者不能排除 IPAF 的诊断。然而,符合 UIP 的组织病理学特征并不能作为 IPAF 的一个特异性的形态学的表现,因为间质性肺炎患者单独具有这个影像学表现并不能增加患 CTD 的可能性。因此,考虑罹患 IPAF,具有 UIP 组织病理学表现的患者也至少需要其他两个方面的一个特征,或者另一个形态学特征。

(九)多部位受累

除了间质性肺炎,几个同时发生的胸腔外表现也是 CTD 患者会出现的一种情况。在形态学方面,我们也考虑多部位受累,包括不能解释的气道、血管、胸膜或心包畸形。

(十)原因不明的固有气道疾病

固有气道疾病常见于 CTD 患者,特别是患有风湿性关节炎和干燥综合征的患者,也可见于 CTD - ILD 患者。间质性肺炎同时具有原因不明的固有气道疾病可能提示自身免疫进程的存在。肺功能检查提示固有气道疾病的表现包括残气量增加、FEV1 不成比例下降或 FEV1/FVC 下降、气道阻力增加。HRCT 表现包括衰减、呼气相 CT 空气滞留、支气管壁增厚和支气管扩张。支气管肺泡周围囊泡可能是滤泡性细支气管炎的表现。组织病理学发现包括滤泡性或缩窄性细支气管炎。

（十一）原因不明的肺血管病变

毛细血管前肺动脉高压（1组是肺动脉高压，1'组是肺静脉闭塞疾病，3组是因慢性肺部疾病或缺氧导致的肺动脉高压）通常与CTD有关，特别是系统性硬化病或混合性结缔组织病。原因不明的肺动脉高压不能诊断为CTD，因为肺动脉高压也常见于IIP。但是当1组肺动脉高压伴随间质性肺炎，或严重肺动脉高压（RHC测定平均肺动脉压 > 35 mmHg），这样就有必要考虑根本原因，包括共患CTD。肺动脉高压的诊断需要通过RHC进行心脏动力学评估。肺动脉高压定义为平均肺动脉高压 ≥ 25 mmHg，肺毛细血管楔压 ≤ 15 mmHg。非侵入性检测技术不如RHC可靠，例如多普勒超声心动图、评估早期肺血管疾病（例如与肺容量相比不明原因且不成比例的弥散下降（不成比例的低弥散系数、FVC/DLCO比值高），锻炼、休息时氧饱和度显著降低。

（十二）原因不明的胸膜积液或胸膜增厚

原因不明的心包积液或心包增厚。肺脏、心脏浆膜表面的炎症可以见于CTD患者，也提示了自身免疫进程的存在。HRCT显示原因不明的胸膜积液或胸膜增厚，原因不明的心包积液或心包增厚，超声成像，胸膜炎肺活检都会反映多部位受累，尽管不能诊断也能提示潜在的自身免疫进程。

（十三）结论

在本研究中，我们认为患有间质性肺炎的个体，如果同时具有某些临床、血清学和/或形态学特征，那么存在潜在系统性自身免疫性疾病的可能性增加，应标记为"自身免疫特征的间质性肺炎(IPAF)"。IPAF 的分类结合了三个方面的主要特征:临床、血清学和胸内的形态学特征。采用 IPAF 分类意味着舍弃先前的术语,并考虑到用一个更加统一的队列来进行未来的研究。目前我们迫切需要前瞻性研究来验证该分类标准,并确定 IPAF 的自然病程和临床意义。

十八、ANCA 相关性血管炎继发间质性肺疾病

(一)定义

ANCA 相关性血管炎(AAV)是一类少见的系统性小血管炎,近年来对其发病有所了解,也进行了一系列临床研究,但 AAV 在诊断、治疗方面目前仍是风湿病领域最具挑战性的疾病之一。系统性血管炎是一组以血管的炎症与破坏为主要病理改变的异质性疾病,其临床表现因受累血管的类型、大小、部位及病理特点不同而不同。其中韦格纳肉芽肿(WG)、Churg-Strauss 综合征和显微镜下多血管炎(MPA)的病理改变、临床特点和实验室检查抗中性粒细胞胞浆抗体阳性,具有一定程度的相似性,因此将这三种小血管炎合称为抗中性粒细胞胞浆抗体(ANCA)相关性血管炎。

(二)病理机制

ANCA 是一种以中性粒细胞和单核细胞胞浆成分为靶抗原的自身抗体。ANCA 对系统性血管炎的诊断有很大意义。c - ANCA 是指胞浆染色的 ANCA,以抗蛋白酶 3(PR3)为主;最早见于韦格纳肉芽肿,此外也可见于 SLE、RA、AIDS。p - ANCA 是指核周染色的 ANCA,以抗髓过氧化酶(MPO)为主,主要见于显微镜下多血管炎(MPA)、变应性肉芽肿性血管炎(Churg - Staruss 综合征)。亦见于各种形式的血管炎,肾小球肾炎,结缔组

织疾病和感染性疾病等,不具备特异性。

ANCA相关性血管炎具有非免疫复合物性小血管炎的基本病理特征。光学显微镜下可见小血管节段性纤维素样坏死,在急性期病变常伴有中性粒细胞浸润与碎裂,而病变静止期或慢性期则可见小血管壁纤维化而引起管腔狭窄。典型的WG病理改变包括坏死、肉芽肿形成以及血管炎。镜下可见小动脉、小静脉血管炎,动脉壁或动脉周围,或血管(动脉或微动脉)外区有中性粒细胞浸润,在炎性血管的周围伴有细胞浸润形成的肉芽肿,最常侵犯的部位是副鼻窦、鼻咽腔、气管黏膜、肺间质和肾小球。WG肺部病变的特点是坏死性肉芽肿性肺部炎症,偶尔可以是肺泡毛细血管炎。肾脏病变的特点是局灶性坏死和不伴免疫球蛋白及补体沉积的新月体形成,亦称为微量免疫复合物的肾小球肾炎。MPA病理特征为小血管的节段性纤维素样坏死,无坏死性肉芽肿炎,在小动脉、微动脉、毛细血管和静脉壁上,有多核白细胞和单核细胞的浸润,可有血栓形成。病变累及肾脏、皮肤、肺和胃肠道,肾脏病理示局灶性、节段性肾小球肾炎,并有新月体的形成。Churg-Strauss综合征典型的病理改变为:组织及血管壁大量的嗜酸性粒细胞浸润;血管周围的肉芽肿形成;节段性纤维素样坏死性血管炎。其中嗜酸性粒细胞浸润以及坏死性血管炎缺乏特异性,亦可见于其他疾病,如WG和结节性多动脉炎(PAN),典型的血管外肉芽肿相对特异。

(三)实验室检查

ANCA相关性血管炎患者在急性期常有明显的炎症反应指标异常。如血沉增快和C反应蛋白升高;白细胞、血小板升高,贫血;血清免疫球蛋白增高;类风湿因子阳性。尿沉渣可出现镜下血尿(RBC > 5个/高倍视野)或红细胞管型。cANCA对WG

有诊断意义且与其活动性有关,90%以上病情活动的 WG 患者血清中出现 cANCA,病情静止时约 40% 的患者阳性。而 70% CSS 患者可有 p-ANCA 阳性。80% 的 MPA 患者 ANCA 阳性,其中约 60% 抗原是髓过氧化物酶阳性(MPO-ANCA),肺受累者常有此抗体,另有约 40% 的患者为抗蛋白酶 3 阳性(PR3-ANCA)。

(四)临床表现

ANCA 相关性血管炎其临床表现可有发热、乏力、厌食、关节痛和体重减轻等全身症状。约有 90% 的患者可有肺部受累(图 2.14)。咳嗽、咯血以及胸膜炎是最常见的症状,其他还有胸闷、气短以及肺内阴影。肾脏损害是本病的另一大特征,多数患者出现蛋白尿、血尿、各种管型、水肿和肾性高血压等,部分患者出现肾功能不全,可进行性恶化致肾功能衰竭。但是极少数患者可无肾脏病变。约 70% 的患者可以出现神经系统受累,最常见的为外周神经病变,多为供应神经的血管发生血管炎导致缺血所致。外周神经病变最为常见的是多发性单神经炎,各个神经受累的时间可不一致。其他常见的临床表现还有皮疹,以紫癜及可触及的充血性斑丘疹多见。还可有网状青斑、皮肤溃疡、皮肤坏死、坏疽以及肢端缺血、坏死性结节、荨麻疹。

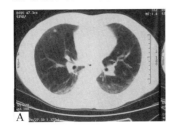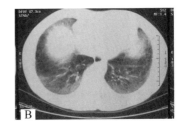

图 2.14　ANCA 相关性血管炎肺损害的影像学表现

（五）治疗

1. 诱导缓解治疗

激素联合环磷酰胺（CTX）的诱导治疗极大地改善了这组以往为致死性疾病的生存率，是弥漫性 AAV 的标准诱导治疗方案。多采用间断静脉输注 CTX（$0.8 \sim 1.2 \ g/m^2$），此方案减少 CTX 的累积剂量，WBC 减少发生率低，诱导缓解率与口服 CTX 相似。

甲氨蝶呤（MTX）用于早期系统性血管炎的诱导缓解也是有效的。

吗替麦考酚酯（MMF）诱导缓解率不低于间断静脉给予 CTX 治疗，但 MMF 使用者复发率较高，还有待于长期随诊研究。

血浆置换用于具有威胁生命的严重损伤的病例，此时需要迅速控制疾病，通过血浆置换可以清除循环致病因素以及一些凝血因子、细胞因子等。

B 细胞清除治疗，目前已有双个随机对照试验（RAVE，RIT-UXVA）证明在 GPA 及 MRA 的诱导缓解中利妥昔单抗（RTX）与 CTX 同样有效。

糖皮质激素（GC）在 AAV 的起始治疗中对于降低严重炎症反应十分重要。通常对于弥漫性 AAV 采用 1.0 g 甲泼尼松龙冲击 3 d，后续口服泼尼松 1 mg/kg。

2. 巩固维持治疗

尽管目前 AAV 的诱导缓解率可达 90%，但若无维持治疗，复发常见，尽管复发率及复发时间有很大的变异。故目前共识推荐连续免疫抑制剂维持治疗至少 18 ~ 24 个月。一旦诱导缓解后，应换用低强度的免疫抑制剂治疗，以防止复发及与疾病复发相关的持续损伤的发生,但需平衡治疗的毒性和收益。一旦诱导缓解成功,需给予18个月的硫唑嘌呤(AZA)[2 mg/(kg·d)],这是标准的巩固维持方案。生物制剂在AAV维持缓解治疗中的作用也有研究报道。磺胺甲恶唑(SMZ)对GPA患者缓解持续的作用已有两个随机、安慰剂对照研究。SMZ治疗一般比较安全,通常有良好的耐受性。特别对于上呼吸道受累的患者及一些慢性葡萄球菌带菌者有益。

3. 共患病治疗

共患病是AAV患者死亡的重要原因。共患病可以是疾病的结果,也可以是治疗的结果。主要有感染、肿瘤和心血管事件。感染是影响诱导缓解的主要问题,大剂量GC和CTX的使用是感染的高危因素。中性粒细胞减少症是感染的危险因素,多与CTX的使用有关。淋巴细胞减少症也是感染的高危因素之一。已有研究显示AAV是静脉血栓形成的危险因素。与一般人群相比,AAV患者患CVD的风险高2~4倍,卒中也很常见。

4. AAV复发的诊治

一旦病情复发,需要根据复发的严重程度决定下一步治疗。首次诱导成功的方案仍可以作为一线治疗再使用,但如果复发不严重,短暂增加GC剂量(0.5 mg/kg/d)可能控制病情。RAVE研究显示RTX对复发病例治疗优于CTX。

十九、自身免疫性肝病继发间质性肺疾病

自身免疫性肝病与病毒感染、酒精、药物、遗传等其他因素所致肝病不同,是一组由于自身免疫异常导致的肝脏疾病,突出特点是血清中存在自身抗体,包括原发性胆汁性肝硬化(prima-

ry biliary cirrhosis,PBC)、自身免疫性肝炎(autoimmune hepatitis,
AIH)、原发性硬化性胆管炎以及其他自身免疫病(如系统性红
斑狼疮、干燥综合征等)导致肝脏受累等。本章重点介绍 PBC
和 AIH。

(一)原发性胆汁性肝硬化

1.临床症状　　可表现为乏力、皮肤瘙痒、门静脉高压、骨质
疏松、黄疸、脂溶性维生素缺乏、复发性无症状尿路感染等。此
外,尚可伴有其他自身免疫病,如干燥综合征、系统性硬化、自身
免疫性甲状腺炎等。

2.辅助检查

(1)生化检查　　肝源性血清碱性磷酸酶和 γ 谷氨酰转肽酶
升高是 PBC 最常见的生化异常。尽管诊断时少数患者有以直
接胆红素为主的血清胆红素升高,但高胆红素血症升高多为
PBC 晚期的表现,并提示 PBC 预后不佳。血清总胆固醇可
升高。

(2)胆管影像学检查　　对所有胆汁淤积患者均应进行肝胆
系统的 B 超检查。B 超提示胆管系统正常而 AMA 阳性的患者,
一般无需进行胆管成像来排除原发性硬化性胆管炎。如果 PBC
的诊断不明确或血清胆红素突然升高,则需进行胆管成像检查。

(3)自身抗体　　血清抗线粒体抗体(AMA)阳性是诊断 PBC
的重要免疫指标。在 PBC 患者,AMA 通常呈现为高滴度(>
1:40),而低滴度(<1:40)AMA 阳性对 PBC 诊断并无特异性。
AMA 的 M2 亚型对 PBC 诊断的特异性可高达 95%。PBC 可出
现血清抗核抗体和抗平滑肌抗体(SMA)阳性,间接免疫荧光法
抗核抗体表型可出现核被膜型、核点型以及着丝点型等。合并
其他自身免疫病,如干燥综合征、自身免疫性甲状腺炎,血清也

可出现抗 SSA 抗体、抗 SSB 抗体、抗甲状腺抗体等。

（4）免疫球蛋白　PBC 患者免疫球蛋白的升高以 IgM 为主，IgA 通常正常。合并其他自身免疫病如干燥综合征，较易出现 IgG 升高。

（5）肝活检　PBC 组织学上分为四期：Ⅰ 期为门管区炎伴有胆小管肉芽肿性破坏；Ⅱ 期为门静脉周围炎伴胆管增生；Ⅲ 期可见纤维间隔和桥接坏死形成；Ⅳ 期为肝硬化期。肝活检见肝纤维化和肝硬化提示预后不良。由于 PBC 组织学表现主要为胆管破坏，因此标本必须具有足够数量的汇管区组织。尽管 PBC 在组织学上明确分为四期，但在同一份活检标本上，可同时具有不同时期表现的典型特征。

3.诊断要点

PBC 诊断基于 3 条标准：血清 AMA 阳性，血清胆汁淤积，酶升高超过 6 个月，以及肝脏组织病理提示或支持 PBC。一般符合 2 条标准高度提示 PBC 诊断，符合 3 条标准则可确诊。诊断时需要排除其他肝病，如血清 AMA 阴性，需行胆管成像排除原发性硬化性胆管炎。如患者有难以解释的碱性磷酸酶升高（超声示胆管正常），需警惕 PBC，可进行 AMA 检查。如 AMA 阴性，应进行抗核抗体、SMA 和免疫球蛋白的测定，必要时行肝活检组织学检查。AMA 阳性而碱性磷酸酶正常的患者，应随访并每年进行肝功能检查。

部分患者具有 PBC 的典型临床症状、生化特征和组织学的所有表现，但 AMA 持续阴性。这些患者常被描述为"自身免疫性胆管炎"，需与 AIH 进行鉴别诊断。这些患者血清中可能存在其他自身抗体，如抗 gp210 抗体、抗 P62 抗体和抗 sp100 抗体等，现被认为是 PBC 的亚型。抗 gp210 抗体阳性的 PBC 预后相对较差。

4. 治疗方案及原则

所有肝功能异常的患者均应进行治疗。至今尚无应用免疫抑制剂治疗延长 PBC 患者生命的报道,熊去氧胆酸(UDCA)可全面改善胆汁淤积的血清生化指标,延缓患者需要进行肝移植的时间,并有可能延长患者生命。

(1)熊去氧胆酸(UDCA) 胆管破坏导致的疏水胆酸在肝细胞内潴留可能是 PBC 病变进展的主要原因。UDCA 可促进 PBC 患者肝内的胆汁从肝细胞分泌到胆小管,从而降低细胞内疏水胆酸的水平,起到保护细胞膜的作用。另外 UDCA 还具有免疫调节作用。UDCA 治疗可以明显改善患者胆汁的生化指标,延缓患者门静脉高压的发生,降低食管胃底静脉曲张的发生率,可能对瘙痒有效,但对乏力和骨质疏松似乎无效。UDCA 不良反应少见,主要为腹泻。对肝功能异常的 PBC 患者应用 UDCA 治疗,剂量 13 ~ 15 mg/(kg·d),分次或 1 次顿服。如果同时应用考来烯胺散(消胆胺),二者应间隔 4 h 以上。

(2)免疫抑制治疗 由于 PBC 是一种自身免疫病,已有数个随机对照实验来研究免疫抑制药物的疗效。但尚无足够的证据支持免疫抑制剂治疗 PBC 有效,包括糖皮质激素、环孢素 A、硫唑嘌呤、甲氨蝶呤等。

(3)肝移植 终末期 PBC 可进行肝移植,肝移植后部分 PBC 可能复发。

5. PBC 并发症

(1)皮肤瘙痒 目前对皮肤瘙痒尚无非常有效的治疗方法。UDCA 可能减轻瘙痒,另外可选用口服阴离子交换树脂考来烯胺散。

脂溶性维生素缺乏:高胆红素血症可以并发脂溶性维生素缺乏和钙吸收不良,应警惕骨质疏松,定期检测骨密度。

(2)干燥综合征　对所有 PBC 患者均应询问有无口眼干燥症状,可疑患者应行口腔科、眼科相应检查,并进行血清抗 SSA 抗体、抗 SSB 抗体检测,如确诊应给予相应的治疗措施。

(3)雷诺征　应避免将手和脚暴露于寒冷的环境中,吸烟者应戒烟。必要时可应用钙离子拮抗剂,但有可能会加重食管下段括约肌功能不全。

(4)门静脉高压　PBC 患者可在肝硬化前出现窦前性门静脉高压,PBC 门静脉高压的处理同其他类型的肝硬化。建议 PBC 筛查有无食管胃底静脉曲张的存在,并定期复查。如发现存在静脉曲张,应采取措施预防消化道出血。

(5)甲状腺疾病　部分 PBC 患者可合并甲状腺疾病,在 PBC 起病前即可存在。有提示症状和体征的 PBC 患者,应测定其血清甲状腺激素水平,并进行必要的甲状腺影像学检查。

(6)妊娠　妊娠可导致患者出现瘙痒症状或加重瘙痒。由于针对 PBC 的所有治疗措施在妊娠中的安全性尚不明了,因此在妊娠的前 3 个月最好停用所有的治疗措施。

(二)自身免疫性肝炎

AIH 是一种慢性进展性自身免疫性肝病,女性患者多见,主要临床表现为血清转氨酶升高、高丙种球蛋白血症和自身抗体阳性等,组织病理学检查主要表现为界面性肝炎和门管区浆细胞浸润。若未予以有效治疗,可逐渐进展为肝硬化,最终致肝功能失代偿导致死亡或需要进行肝移植。

1.临床症状　AIH 大多隐匿性起病,临床症状及体征各异。大部分患者临床症状及体征不典型。常见症状包括乏力、恶心、呕吐、上腹部不适或疼痛、关节痛、肌痛、皮疹等。部分患者无明显临床症状及体征，只有在生化检查出肝功能异常后才发现。少数患者表现为急性、亚急性甚至暴发性起病。部分患者伴发其他自身免疫性疾病，如自身免疫性甲状腺炎、格雷夫斯病、干燥综合征、类风湿关节炎等。

2. 实验室检查　AIH 的实验室检查可有血清转氨酶升高，早期患者胆红素水平正常或仅有碱性磷酸酶水平轻度升高；高丙种球蛋白血症，主要表现为 IgG 水平升高；血清中主要自身抗体为抗核抗体和（或）AMA 和（或）抗肝肾微粒体 - 1 抗体阳性（滴度≥1∶80），其他可能出现的自身抗体还包括核周型抗中性粒细胞胞质抗体（ANCA）、抗可溶性肝抗原抗体/肝胰抗原抗体、抗肌动蛋白抗体、抗肝细胞质 I 型抗体和抗唾液酸糖蛋白受体抗体等。

3. 病理学　AIH 的病理学表现以界面性肝炎为主要特征，在较严重的病例可发现桥接坏死、肝细胞玫瑰花结样改变、结节状再生等组织学改变。随着疾病的进展，肝细胞持续坏死，肝脏出现进行性纤维化，最终可发展成肝硬化。

4. 诊断要点

（1）诊断标准　参照国际 AIH 小组诊断建议，见表 2.7。确诊主要取决于血清丙种球蛋白或 IgG 水平升高以及抗核抗体、SMA 或抗肝肾微粒体 - 1 抗体的滴度，并排除酒精、药物、肝炎病毒感染等其他肝损害因素。如血中没有抗核抗体、SMA 或抗肝肾微粒体 - 1 抗体，则血中存在核周型 ANCA、抗可溶性肝抗原抗体/肝胰抗原抗体、抗肌动蛋白抗体、抗肝细胞质 I 型抗体和抗唾液酸糖蛋白受体抗体支持 AIH 的诊断。肝脏病理尽管不特异，但对鉴别诊断和判断病情严重程度很重要。

表 2.7　自身免疫性肝炎的诊断标准

先决条件	确诊	疑似
无遗传性肝脏疾病	正常 α_1 - 抗胰蛋白酶表现	部分 α_1 - 抗胰蛋白酶缺乏
	正常血浆铜蓝蛋白、铁和铁蛋白水平	非特异性血清铜、血浆铜蓝蛋白、铁和铁蛋白异常
无活动性病毒感染	无甲、乙、丙型肝炎病毒现症感染的标记	无甲、乙、丙型肝炎病毒现症感染的标记
无毒性或酒精性损伤	酒精摄入 < 25 g/d 且近期未服用肝毒性药物	酒精摄入 < 50 g/d 且近期未服肝毒性药物
	肝酶异常主要是血清转氨酶异常	肝酶异常主要是血清转氨酶异常
实验室检查	球蛋白、丙种球蛋白或 IgG 的水平 ≥ 正常值 1.5 倍	任何程度的高丙种球蛋白血症
自身抗体	抗核抗体、SMA 或抗肝肾微粒体 - 1 抗体 ≥ 1 : 80（成人），≥ 1 : 20（儿童），AMA 阴性	抗核抗体、SMA 或抗肝肾微粒体 - 1 抗体 ≥ 1 : 40（成人），或存在其他自身抗体[*]
组织病理学	界面型肝炎	界面型肝炎
	无胆管病变、肉芽肿或者其他疾病的明显改变	无胆管病变、肉芽肿或者其他疾病的明显改变

注：[*] 包括核周型 ANCA、抗可溶性肝抗原抗体/肝胰抗原抗体、抗肌动蛋白抗体、抗肝细胞质 I 型抗体和抗唾液酸糖蛋白受体抗体

5. 治疗方案及原则

单独应用泼尼松或联合硫唑嘌呤治疗 AIH 能明显缓解症状,改善生化指标异常及组织学改变,延缓病情进展并提高生存率,有效率可达 80% ~90%。起始剂量一般为泼尼松或泼尼松龙 20~60 mg/d,或泼尼松 15~30 mg/d 联合硫唑嘌呤 1 mg/(kg·d),单用硫唑嘌呤一般无效。如患者治疗有效(即血清转氨酶恢复正常或 <2 倍上限水平,IgG 恢复正常,如行肝脏病理检查无活动性炎症),此时激素剂量逐步减少。一般认为免疫抑制剂应给予最小剂量维持肝功能正常水平至少 2 年或以上。大多数患者停药后病情复发。对于复发患者建议予以终生小剂量激素或硫唑嘌呤维持治疗。需注意的是,AIH 中血清转氨酶具有一定波动性,血清转氨酶的水平并不能作为判断疾病活动性的唯一指标,对于判断困难的患者有时需行肝脏病理活检以决定是否进行治疗以及判断对治疗的反应。

目前 AIH 倾向于使用联合方案,以减少激素相关性不良反应,尤其是对于绝经后妇女或患有骨质疏松、高血压、糖尿病、肥胖或精神状况不稳定的患者建议使用联合方案。但需警惕患者存在硫唑嘌呤甲基转移酶缺陷或对硫唑嘌呤不耐受,需密切监测患者血白细胞。由于糖皮质激素可加重肝性骨病的严重性,应适当补充维生素 D 及钙,绝经后妇女可使用激素替代治疗。骨质疏松或进行性骨密度下降的患者还应加用双磷酸盐。凝血功能较差的患者可补充维生素 K。长期治疗的患者应注意激素的其他各种不良反应。对上述联合治疗方案无效或效果不明显的 AIH 患者,可应用环孢素 A、甲氨蝶呤和霉酚酸酯治疗,有报道有效。

对于急性起病表现为暴发性肝功能衰竭经激素治疗无效,

以及慢性起病在常规治疗中或治疗后出现肝功能衰竭的患者应行肝移植手术。

参考文献

[1]特发性间质性肺炎国际多学科分类新标准(摘译)——美国胸科学会/欧洲呼吸病学会官方共识.北京协和医院呼吸内科 黄慧 李珊 徐作军(译).中华结核和呼吸杂志,2014,37(9):648 – 651.

[2]韦格纳肉芽肿病诊治指南(草案).中华医学会风湿病学分会.中华风湿病学杂志,2004,8(9):562 – 564.

[3]类风湿性关节炎的治疗指南.国际 ACR 小组委员会.继续医学教育,2005,19(3):67 – 73.

[4]系统性红斑狼疮诊治指南(2003 年).中华医学会风湿病学分会.现代实用医学,2003,15(12):764 – 769.

[5]多发性肌炎和皮肌炎诊治指南(草案).中华医学会风湿病学分会.中华风湿病学杂志,2004,8(5):317 – 319.

[6]系统性硬化病诊治指南(草案).中华医学会风湿病学分会.中华医学会风湿病学分会. 中华风湿病学杂志,2004,8(6):377 – 379.

[7]干燥综合征指南(2003 年).中华医学会风湿病学分会.现代实用医学,2003,15(12):769 – 774.

[8]混合性结缔组织病诊治指南(草案).中华医学会风湿病学分会.中华风湿病学杂志,2004,8(6):374 – 377.

[9]显微镜下多血管炎诊治指南(草案).中华医学会风湿病学分会.中华风湿病学杂志,2004,8(9):564 – 566.

[10]欧洲呼吸病学会/美国胸科学会官方研究共识:自身免疫特征的间质性肺炎.临床荟萃,2015,9,29.

第四节　间质性肺疾病的治疗

ILD 所包括的范畴很广,其治疗也依据各病种而定,如为原因已明类的 ILD,应脱离相关的职业环境、脱离外源性致敏原及相关药物、放射线等因素,必要时应用肾上腺皮质激素,可取得较好的疗效;而原因未明类的 ILD,常无理想的治疗方法和疗效,因疾病类型不同,其治疗方法和疗效有所差异。本章仅以 IPF 为例介绍临床常用的治疗药物。

一、肾上腺皮质激素

肾上腺皮质激素能够抑制炎症及免疫过程,对以肺泡炎为主要病变的 IPF 可能有效,可改善症状和肺功能,对有广泛间质纤维化病例则无效,总体有效率不足 30%。其具体的作用机制包括减少肺泡巨噬细胞的数量并抑制其分泌细胞因子,如白介素 1β、肿瘤坏死因子 α 和转化生长因子 β 等。下调成纤维细胞 TGF - β$_1$ 的 mRNA 表达及活性,降低免疫复合物含量。因长期使用激素存在明显的副作用,对于老年(>60 岁),尤其是合并冠心病和(或)糖尿病时,若临床表现病情较稳定,无明显的活动性,可不用激素治疗。

急性期应采用先大剂量冲击后维持疗法,以迅速扭转病情。甲泼尼松 500~1 000 mg/d,分 2~4 次,静脉注射连用 48~72 小时。之后改用泼尼松 30~40 mg/d 口服,需与甲泼尼松重叠应用至少 24 小时,若临床有效可维持 4~8 周后逐渐减量,每次减量 5 mg,减至 20 mg/d 后,维持 2~3 个月,以后每次减量 2.5 mg,撤至维持量 0.25 mg/(kg·d)后维持治疗,总疗程不少于一年。若应用激素后病情仍加重,可迅速撤除应用其他免疫抑制剂,或者减量后联合应用其他免疫抑制剂。

二、免疫抑制剂

这类药物常用的有硫唑嘌呤、环磷酰胺、氨甲蝶呤、环孢霉素

A 等。至今仍少有令人信服的资料说明这类药物的效果。Zisman 等对 19 例激素治疗无效的 IPF 患者应用 CTX 2 mg/(kg·d)治疗 6 个月后,仅有 1 例证实反应良好,7 例维持稳定,11 例恶化,2/3 病例出现药物相关副作用,结论是对于激素治疗无效者,CTX 的疗效有限或无反应,且副作用的出现限制了其使用。还有资料显示,联合应用激素和 CTX 似乎也无明显的改善作用,硫唑嘌呤和激素的联合应用对患者的生存期及临床症状有一定的改善。

（一）硫唑嘌呤

1960 年人们发现 6 - 巯基嘌呤能延缓皮肤移植的排斥反应。在随后的几年中,人们陆续发现硫唑嘌呤(AZA)能延缓器官移植排斥,包括人肾移植排斥反应。AZA 因其非选择性地抑制机体细胞嘌呤核苷酸的合成而被归为第一代免疫抑制剂,它口服吸收良好,体内代谢完全。多种细胞的嘌呤核苷酸合成受到相当程度的抑制,AZA 的不良反应包括骨髓抑制、肝毒性、胃肠道毒性以及诱发肿瘤危险、引起粒细胞缺乏及血小板数量下降等。

（二）环磷酰胺

20 世纪 60 年代,有研究者发现环磷酰胺(CYC)能抑制抗体的产生,随后该药被用于骨髓移植。CYC 对免疫反应的影响因不同剂量及投药时间而异,一般而言,它可以抑制初次及再次免疫应答中的细胞免疫和体液免疫反应,对增殖快速的淋巴细胞、造血细胞、生殖细胞及毛发根部细胞有很强的抑制作用,对 T 细胞功能缺陷及 B 细胞功能亢进的自身免疫病有明显疗效。不良反应有胃肠道反应、白细胞减少、出血性膀胱炎、心肌毒性等。

（三）环孢素 A

环孢素的问世是现代器官移植的一座新的里程碑,环孢素A(CsA)是 1969 年从真菌培养液中分离出来的一种 11 个氨基酸的环肽,1978 年 CsA 用于临床器官移植预防排斥反应获满意效果。实验研究表明,CsA 能选择性地抑制由抗原或丝裂原诱导的 T 细胞早期激活反应,阻断参与排斥反应的体液和细胞效应机制,其他增殖快的细胞影响较小,对骨髓的抑制作用较轻,防止排斥反应的发生,在抗器官移植排斥中取得了很好的疗效。CsA 主要用于肾、肝、心、肺、骨髓移植的抗排异反应,可与肾上腺皮质激素或其他免疫抑制剂合用。CsA 的不良反应主要表现在心血管、肾脏和中枢神经系统,严格控制 CsA 血浓度可降低其不良反应。

（四）霉酚酸酯(骁悉)

霉酚酸酯是由美国 Syntex 公司合成的,商品名为骁悉。霉酚酸酯口服吸收后在血浆酯酶的作用下迅速水解为代谢产物霉酚酸,霉酚酸通过抑制鸟嘌呤的合成选择性阻断 T 和 B 淋巴细胞的增殖,发挥有效的免疫抑制作用和抑制其增殖。霉酚酸能高效、选择性、非竞争性、可逆性地抑制次黄嘌呤单核苷酸脱氢酶,阻断鸟嘌呤核苷酸的从头合成途径,使鸟嘌呤核苷酸耗竭,进而阻断 DNA 合成,选择性地作用于 T、B 淋巴细胞。临床上已应用于器官移植和自身免疫性疾病,耐受性好。不良反应少见且较轻微,显示了良好的应用前景。

（五）他克莫司

他克莫司是 1984 年从土壤放线菌发酵产物中分离出的一种具有强大免疫抑制作用的大环内酯类免疫抑制剂,它是含有23 元环的大环内酯类抗生素,它的出现是器官移植的又一重要进展。虽然其结构与 CsA 迥然不同,其免疫抑制特性与 CsA 类似但作用效果是 CsA 的 10~100 倍。它主要是选择性地抑制 T 细胞,阻断白细胞介素 2 的释放。临床主要用于心脏、肝脏和肾脏等实体器官移植。他克莫司可引起肾功能损伤、高血压、血糖升高、白细胞增多和高钾低镁血症等。

(六)雷公藤多甙

雷公藤是卫茅科雷公藤属长年生藤本植物,具有清热解毒、消肿、消积、杀虫、止血等功效,是迄今为止免疫抑制作用最可靠的中药之一。由于其显著的免疫抑制活性和特殊的化学结构,国内外学者已合成了数百种衍生物,以期开发出新的高效、低毒的免疫抑制剂。我国目前已应用于临床的主要是雷公藤多甙,它是效果较好的中药类免疫抑制剂,能明显抑制小鼠的细胞免疫和体液免疫功能,无明显不良反应。主要为胃肠反应,一般可耐受。偶可见血小板减少,停药后可恢复。可致月经紊乱及精子活力降低。

(七)白芍总甙(帕夫林)

帕夫林(白芍总甙胶囊)为抗炎免疫调节药,对多种炎症性病理模型如大鼠佐剂性关节炎、角叉菜胶诱导的大鼠足爪肿胀和环磷酰胺诱导的细胞和体液免疫增高或降低模型等具有明显的抗炎和免疫调节作用。临床药理研究表明,帕夫林能改善类风湿性关节炎患者的病情,减轻患者的症状和体征,并能调节患者的免疫功能。副作用少,对肝、肾无损害,可长期服用。帕夫林急毒、长毒研究显示,帕夫林口服给药非常安全,对心、肝、肾、脑等重要脏器均无明显毒性作用,亦无致畸、致突变和致癌作用。偶见大便性状改变,如大便变软或变稀,大便次数增多以及轻度腹痛、纳差等。无需处理,可自行缓解。

（八）羟氯喹

抗疟药是一种独特的改变病情抗风湿药,其作用机制较为复杂,至今尚未完全明了。羟氯喹确切的作用机制尚不完全清楚,可能包括与巯基的相互作用、干扰酶的活性（包括磷酸酯酶、NADH – 细胞色素 C 还原酶、胆碱酯酶、蛋白酶和水解酶）、和 DNA 结合、稳定溶酶体膜、抑制前列腺素的形成、抑制多形核细胞的趋化作用和吞噬细胞的作用、干扰单核细胞白介素 1 的形成和抑制中性粒细胞超氧化物的释放。自 1894 年奎宁首次被用于治疗红斑狼疮皮损,抗疟药用于治疗风湿性疾病已有100 多年的历史。20 世纪 50 年代,抗疟药开始广泛应用于治疗SLE 和 RA。长期治疗时可能发生下列反应,但不同化合物的不良反应及其类型和发生率可能有所不同。主要包括中枢神经系统反应、神经肌肉反应、眼反应、皮肤、血液反应等。

三、吡非尼酮

吡非尼酮是一种口服有效的小分子化合物,最大吸收时间是服用后 $0.33 \sim 1$ h,半衰期是 $2 \sim 2.5$ h。已经得到证实吡非尼酮具有抗炎、抗纤维化和抗氧化作用。其抗纤维化作用主要是通过抑制 TGF – β、PDGF、TNF – α 等细胞因子和 TIMP – 1,从而减少细胞外基质沉积和阻止成纤维细胞增殖,使胶原纤维 I 和 III 表达下降,抑制胶原合成并且促进胶原降解。有报道吡非尼酮的抗炎作用表现为能够直接减少脂质过氧化所产生的自由基,降低脂多糖等所致 TNF – IX、IL – 1 等前炎因子的表达以降低血管通透性,减少中性粒细胞募集和炎症细胞聚集等,进而抑制肺纤维化的进一步发展。冯玲芳等研究分别用 15 只 SD 雄性大鼠暴露于 PFD + SIO_2 组和 SIO_2 组,第 42 天处死大鼠,通过观察羟脯氨酸(HYP)含量及肺组织病理形态,结果表明两组 HYP 及病理形态有差异,说明吡非尼酮有抑制肺纤维化作用。吡非尼酮对小鼠肺放射性纤维化具有放射防护作用,可能的机制为通过减少巨噬细胞聚集来减轻炎症反应,而肺组织羟脯氨酸含量下降使胶原沉积减少,从而改善肺纤维化。大量的大规模、随机、对照及多中心的Ⅱ期、Ⅲ期临床试验表明吡非尼酮能够延缓特发性肺间质纤维化患者肺功能受损、改善患者呼吸困难症状。无论是从动物实验还是临床研究,吡非尼酮在 IPF 中都显示出较好的疗效。因此,吡非尼酮被作为特发性肺纤维化治疗的第一个特异性药物,近年来已在国内外上市,但是国内尚未全面上市,且欧盟委员会批准吡非尼酮主要用于轻至中度肺间质纤维化的治疗,同时也存在费用昂贵等不足。

四、抗纤维化制剂

秋水仙碱具有抗纤维化作用,其机制主要有:使多种酶的异常改变恢复正常水平,使胶原合成趋于正常,胶原Ⅰ和胶原Ⅲ比例接近正常;抑制纤维连结蛋白及肺泡巨噬细胞源生长因子的释放;抗炎作用。过去把该药归入免疫抑制剂。临床研究证实对激素治疗无效病例,仍有约 50% 的疗效,或与激素有相同的疗效,但长期服用秋水仙碱耐受性良好,无明显副作用。

γ-干扰素(INF-γ)具有抑制成纤维细胞增殖和合成胶原作用,下调转化生长因子-β_1基因的转录,从而对抗纤维化形成,动物试验已证实这种作用。临床采用干扰素-γ1b(200 μg,皮下注射,3 次/周)和泼尼松龙(7.5 mg/日)治疗 IPF 一年后,全身状况和症状有所改善,肺总量、血氧分压、最大呼气压的基线值均升高约 10%,副作用常于用药 9~12 周内出现,主要为发热,寒战和肌肉疼痛,无需终止疗程,而单用泼尼松龙治疗者无此改善。

五、抗氧化剂

由于氧自由基(ROs)参与多种间质性肺疾病的发生,在肺纤维化中起重要作用,抗氧化剂 N - 乙酰半胱氨酸(NAC)能抑制肺细胞黏附分子表达及细胞因子生成,NAC 吸入肺泡腔中能直接与炎性细胞相互作用,并增加上皮衬液谷胱甘肽(GSH)水平。经观察,给博来霉素(BLM)诱导的肺纤维化小鼠雾化吸入 30 mL NAC(70 mg/mL),2 次/d,共 28 天,结果在炎症期第 3 天,BLM 组 LPO 显著增加,吸入 NAC 则抑制;在第 7 天,NAC 可减弱 BALF 和肺泡组织的细胞浸润,BALF 中化学增活素、巨噬细胞炎症蛋白 - 1(MIP - 1)、MIP - 2、细胞因子诱导中性粒细胞化学趋化因子(KC)较 BLM 组显著下降;第 28 天的纤维性变化与羟脯氨酸含量也显著下降。提示吸入 NAC 可通过抑制化学增活素和 LPO 生成而减轻 BLM 诱导的肺炎症,从而减轻肺纤维化,有望治疗间质性肺病患者。

有文献报道,肺损伤后的修复期可采用促进成纤维细胞凋亡的治疗方法,通过降低肺损害中成纤维细胞的数量,以去除过多的纤维组织而促进肺修复,已发现可溶性纤维连接蛋白多肽处理成纤维细胞可引起 pp125 FAK 发生蛋白溶解,呈浓度和时间依赖性,最大效应在 96 h,FAK 是一种酪氨酸激酶,它参与了整合素介导的有关细胞生存信号,通过这种破坏整合素介导的生存信号通路、干扰细胞黏附的机制而诱导肺成纤维细胞的凋亡,值得进一步研究。

N - 乙酰半胱氨酸(NAC):NAC 是半胱氨酸的前体物质,而半胱氨酸是合成谷胱甘肽的关键物质,谷胱甘肽是一种抗氧化剂,能抑制肺成纤维细胞和淋巴细胞的增殖和分化、减少 TNF - α、IL - 1 及 TGF - β 等炎症介质的产生和胶原合成,从而在肺纤维化疾病中起到预防疾病进展的作用。除此之外,NAC 还具有清除氧自由基、过氧化氢和次氯酸作用,从而在 IPF 中起到抗氧化作用。研究证实 NAC 对 IPF 患者生存率的提高及肺功能的改善无明显作用,同时研究结果已表明在轻度 IPF 患者使用 NAC 并不能阻止病情进展。但是付晓巍等通过 Meta 分析表明长期使用 NAC 可改善 IPF 患者的临床症状及肺功能,提高动脉血氧分压。因此,其疗效的确切性仍需得到进一步证实。

六、尼达尼布

尼达尼布是一种酪氨酸激酶受体抑制剂,主要作用于血管内皮生长因子、成纤维细胞生长因子及血小板源性生长因子。为了证明尼达尼布在特发性肺纤维化中的疗效,将来自 25 个国家的 432 名 IPF 患者进行随机、双盲及对照 II 期临床试验,将432 名患者随机分为五组(分别是尼达尼布 50 mg 每天 1 次、50 mg 每天 2 次、100 mg 每天 2 次、150 mg 每天 2 次及安慰剂对照组)进行 52 周的临床药物研究。结果为 150 mg 每天 2 次组用力肺活量(FVC)年平均下降 0.06 L,安慰剂组下降 0.19 L,差别有统计学意义;急性加重发生率在 150 mg 每天 2 次组为2.4%,安慰剂组为 15.7%;SGRO 呼吸困难评分在 150 mg 每天2 次组更低(P = 0.007);同时从试验中也得出消化道反应是尼达尼布的主要副作用。通过为期 52 周的临床试验结果表明尼达尼布能够延缓 IPF 患者肺功能下降、降低急性加重的发生以及改善生活质量。为了进一步证明尼达尼布 150 mg 每天 2 次

在 IPF 患者中的有效性及安全性,为此,将来自 24 个国家的
1 055名 IPF 患者进行了为期 12 个月的两项国际多中心、随机、
双盲、安慰剂对照的Ⅲ期临床研究(分别是 INPULSIS – 1、IN-
PULSIS – 2)。在 INPULSIS – 1 研究中,尼达尼布组年 FVC 下降
114.7 mL,安慰剂组年 FVC 下降 239.9 mL;尼达尼布组与安慰
剂组首次发生急性加重时间无明显差异;尼达尼布组有 61.5%
患者发生腹泻,安慰剂组为 18.6% 。在 INPULSIS – 2 研究中,
尼达尼布组年 FVC 下降 113.6 mL,安慰剂组年 FVC 下降
207.3 mL;尼达尼布组较安慰剂组首次发生急性加重时间延
迟;尼达尼布组有 63.2% 患者发生腹泻,安慰剂组为 18.3% 。
结果表明尼达尼布能减缓 IPF 患者肺功能下降速度、延迟急性
加重发生时间,其不良反应腹泻的发生率在 60% 以上。从以上
研究结果可以说明尼达尼布可以改善肺功能、提高生活质量及
延缓急性加重的发生。因此,美国 FDA 于 2014 年批准尼达尼
布用于特发性肺纤维化的治疗。

七、沙利度胺

沙利度胺又称反应停、酞胺哌啶酮,是一种合成类谷氨酸衍
生物,最早作为镇静剂而用于妊娠呕吐,因发现可致胎儿畸形而
被禁止用于妊娠及哺乳期妇女。后因其具有免疫抑制、抗炎及
血管生成作用而用于多发性骨髓瘤、肺癌、肾癌等肿瘤的治疗。
随着对其药理作用机制的不断深入研究,有学者发现沙利度胺
具有抑制成纤维肌细胞形成的作用,虽具体机制不明确,但是根
据目前的研究资料表明沙利度胺的抗肺纤维化作用是通过减少
全身及局部 TGF – β 的产生而实现的。在治疗效果上也有研究
表明沙利度胺在一定程度上可以改善 IPF 患者动脉血气分析及

肺功能,减轻咳嗽及呼吸困难等症状,但是相关研究较少,确切的治疗效果仍需大量的试验来证明。

八、二甲双胍

二甲双胍是一种传统的口服降糖药。目前临床上主要用于2型糖尿病的降糖治疗。其降糖机制与二甲双胍通过激活腺苷酸活化蛋白激酶减少氧化应激和炎症因子的释放有关,但是二甲双胍对正常人几乎无作用。目前国外有研究报道二甲双胍将作为特发性肺纤维化治疗的新靶点。AN – HEE JANG 等研究证实二甲双胍能降低肺纤维化模型小鼠肺泡灌洗液中炎症细胞数量、转化生长因子 – β(TGF – β)、组织胶原蛋白 – 1、纤维蛋白、支气管周围胶原沉积,结果表明二甲双胍对肺纤维化具有保护作用。也有大量研究报道二甲双胍具有抗炎、抗氧化、减少成纤维细胞增殖及气道重塑作用。因此,二甲双胍具有抗炎、抗氧化、减轻气道重塑的作用。而二甲双胍在特发性肺纤维化中的抗炎、抗氧化及减轻气道重塑作用与其抑制呼吸链复合体 I 的活性,抑制 ATP 的合成,减少 AMP 的清除,使 AMP/ATP 比例升高从而激活 AMPK 有关。但是二甲双胍在特发性肺纤维化中的研究较少且尚处于起步阶段,而国内未见报道。因此,二甲双胍在 IPF 中的疗效仍不明确。

九、肺移植

对于终末肺(蜂窝肺)阶段唯一有效的治疗方法是采用肺移植,由于缺乏适当的供体及免疫排斥副作用,其开展受到限制。肺移植是目前唯一被认可的治疗特发性肺纤维化有效的方法,通过肺移植可以显著改善患者的生活质量和提高生存时间,而且有数据表明肺移植后患者 5 年生存率为 50% ～ 60%。但是也存在许多缺点,比如器官供应不足、移植费用昂贵、移植后易发生感染、排斥反应需长期服用免疫抑制剂等,鉴于以上缺点,肺移植在特发性肺纤维化中没有得到很好的开展和应用。

肺纤维化一旦形成很难逆转病程进展,早期诊断和治疗尤为重要。迄今为止,IPF 发病机制尚未完全阐明,现有治疗 IPF 的药物疗效也不尽如人意,但有关发病机制研究和有效治疗药物的开发不会止步,阻止或延缓肺纤维化进展是人们近百年来努力的目标。

参考文献

[1]黄振杰,汤艳,郑金旭.布地奈德吸入联合 N － 乙酰半胱氨酸治疗特发性肺纤维化[J].临床肺科杂志,2010,15(12):1055 － 1057.

[2]赵峻、张莉蓉、乔海灵.免疫抑制剂硫唑嘌呤的药物不良反应[J].中国误诊学杂志,2006,6(5):839 － 841.

[3]王建生、刘锁超.强的松、环磷酰胺联合治疗难治性肾病综合征疗效观察[J].河南诊断与治疗杂志,1996,10(3):170 － 171.

[4]曹晓芝、孙成春,王景祥.68 例肾移植病人用环孢素及硫唑嘌呤出现肝损伤[J].中国新药与临床杂志,1997,16(4):235 － 237.

[5]徐蓉,胡辉,朱健.新型免疫抑制抗生素霉酚酸酯的研究进展[J].温州大学学报,2005,18(6):58 － 65.

[6]黄金沐,池惠琼,张忠阳.他克莫司的研究概况[J].海峡药学,2010,22(11):148 － 150.

[7]翁小满等.雷公藤免疫调节的体外研究[J].中华微生物学和免疫学杂志,2004,24(12):946 － 949.

[8]赵玉珂,赵铭山,秦静.吡非尼酮对特发性肺纤维化治疗的研究进展[J].当代医学,2013,19(9):12 － 13.

[9]冯玲芳,贾振宇,朱丽瑾等.吡非尼酮对大鼠矽肺纤维化的抑制作

用[J].中国劳动卫生职业病杂志,2010,28(10):772-775。

[10]姬巍,蒋恒,杨伟志.吡非尼酮防治放射性肺纤维化实验研究[J].中华放射学肿瘤杂志,2010,19(6):560-563。

附:2015　ATS/ERS/JRS/ALAT特发性肺间质纤维化指南解读

特发性肺间质纤维化是一种特殊类型原因不明的,发生于成人的,慢性、进行性、纤维化性间质性肺炎。影像学和(或)组织学类型符合寻常型间质性肺炎。2000年颁布了第一个IPF治疗专家共识。2011年美国胸科学会(ATS)/欧洲呼吸学会(ERS)/日本呼吸学会(JRS)/拉丁美洲胸科协会(ALAT)联合颁布了IPF治疗指南,是重要的IPF诊治的里程碑式文件。其回顾了所有可获得的关于IPF诊治的研究证据,明确了IPF的定义,制定了IPF的诊断标准,描述了IPF的自然病程,并给出了基于证据的IPF治疗推荐意见。自2011年以来,关于IPF治疗的新药及新的研究证据不断涌现,近期,ATS/ERS/JRS/ALAT联合颁布了2015版IPF治疗指南,是对2011版指南的更新,对原有治疗措施进行了再评估,并增加了新药治疗的推荐意见。2015版指南的证据质量等级分为高" + "" + "" + "" + "、中" + "" + "" + "、低" + "" + "、非常低" + "4个级别。推荐意见仍分为4级,分别为强推荐、有条件推荐(相当于2011版指南的弱推荐)、有条件不推荐(相当于2011版指南中的弱不推荐)、强不推荐。2011版指南曾经用到名词"弱推荐",为了表述更为清晰,更便于将指南翻译成其他语言,证据质量和推荐强度分级的共识(GRADE)采用了"有条件"替代了"弱"这个名词。影响推荐强度的因素包括证据的强度、研究结果对患者的重要性、治疗的有效性和不良反应、治疗成本、治疗对健康公平的影响、治疗的可行性、重要利益相关者对治疗的可接受性、治疗的监护和实施等问题。2015 版指南对 2011 版指南颁布以来关于 IPF 的研究证据进行了荟萃和分析,由指南委员会对 12 个 IPF 治疗临床实践中的常见问题提出了推荐意见。

1. 问题 1:IPF 患者是否应该接受抗凝药物治疗?

1.1 背景

已有研究提示促凝状态可能通过细胞表面受体介导的信号通路促进纤维化,血栓栓塞与肺纤维化之间可能具有某种联系。尚不清楚系统性抗凝治疗是否能阻止促凝状态对肺纤维化的促进作用从而治疗 IPF。

1.2 证据归总

2011 版指南包括一项开放随机试验,该试验对比了口服华法林联合泼尼松与单独应用泼尼松治疗 56 例 IPF 患者的疗效,华法林能够降低因 IPF 急性加重相关的病死率。由于这项试验存在方法学问题,被认为有很高的偏倚风险,因此未纳入分析。

2011 版指南颁布后,一项随机对照试验(RCT)纳入了 145 例 IPF 患者,口服华法林治疗,治疗目标为将国际标准化比值(INR)控制在 2.0 ~ 3.0,并与安慰剂对照。平均随访 28 周后华法林组疗效不明显,并具有潜在的不良反应,因此停止试验。华法林显著增加 IPF 病死率(相对危险度 4.73;95% 可信区间 1.42 ~ 15.77),病死率增加与华法林的出血并发症无明显关联。两组之间用力肺活量(FVC)变化值或 FVC 下降超过 10% 所占患者的比例无明显差异。华法林还有增加严重不良事件的趋势(相对危险度 1.77;95% 可信区间 0.94 ~ 3.33)。

1.3 推荐意见

除非患者有其他疾病需要,否则不推荐使用华法林进行抗凝治疗(强不推荐,低质量证据)。

1.4 合理性和实施方面的考虑

这一推荐意见主要考虑到华法林增加 IPF 患者的治疗风险,如可能增加其死亡风险。值得注意的是,推荐意见仅适用于口服华法林,治疗目标为 INR 维持在 2.0~3.0 之间的方案,而不包括应用其他抗凝治疗。如果患者具有其他和(或)已知抗凝治疗适应证时,例如具有静脉血栓栓塞性疾病或心房颤动,应该遵循相关疾病的治疗指南进行抗凝而不仅仅考虑到 IPF。

1.5 未来的研究机会

制定指南的委员会成员认为新的关于口服华法林在 IPF 患者的试验可能是无用的,很难有发展前景,也很难获得基金资助。

2. 问题 2:IPF 患者是否应该接受酪氨酸激酶抑制剂伊马替尼治疗?

2.1 背景

伊马替尼可通过抑制血小板衍生生长因子(PDGF)、转化生长因子 β(TGF - β)信号而有效地抑制肺成纤维细胞 - 肌成纤维细胞分化与增殖,并抑制细胞外基质产生。另一个酪氨酸激酶抑制剂尼达尼布将在问题 5 讨论。关于这两个药物的推荐意见均未在 2011 版指南中提出。

2.2 证据归总

一项安慰剂对照 RCT 入组了 119 例患者,中位随访时间为 96 周,评价了伊马替尼对 IPF 的治疗作用。干预组与对照组之间的病死率差异无统计学意义(相对危险度 0.88;95% 可信区间 0.35 ~ 1.92)。研究的主要结果为疾病进展,以 FVC 下降超过 10% 患者所占比率或 96 周死亡表示,伊马替尼不改善疾病的进展(相对危险度 1.05;95% 可信区间 0.56 ~ 1.96)。伊马替尼组出现不良事件的发生率高于对照组(相对危险度 1.54;95% 可信区间 1.25 ~ 1.90),大多数不良事件无需停药。严重不良事件的发生率在两组之间差异无统计学意义。

2.3 推荐意见

不推荐应用伊马替尼治疗 IPF(强不推荐,中等质量证据)。

2.4 合理性和实施方面的考虑

伊马替尼价格较为昂贵,目前未观察到其可减缓 IPF 病情的进展或降低病死率。强不推荐主要是考虑到其较高的不良事件发生率和医疗成本。

3. 问题 3:IPF 患者是否应该接受泼尼松 + 硫唑嘌呤 + N - 乙酰半胱氨酸联合治疗?

3.1 背景

既往认为,免疫抑制是 IPF 治疗的重要组成部分。两药联合的组合配方包括糖皮质激素和硫唑嘌呤或环磷酰胺可能优于糖皮质激素单药治疗。早期的一些研究提示 N - 乙酰半胱氨酸治疗 IPF 可能有效,临床医师和研究者探索了泼尼松 + 硫唑嘌呤 + N - 乙酰半胱氨酸三药联合治疗 IPF 的有效性和安全性。

3.2 证据归总

2011 版指南包括一项 RCT,观察了 N - 乙酰半胱氨酸或安慰剂对照 + 泼尼松 + 硫唑嘌呤的疗效。随访 12 个月,N - 乙酰半胱氨酸组肺活量和一氧化碳弥散量下降值低于对照组,而病死率、呼吸困难评分、生活质量两组比较差异无统计学意义。但这项研究存在方法学缺陷,特别是缺乏真正的安慰剂组。最近的一项 RCT 探讨了三药联合治疗和安慰剂对照的疗效。由于联合药物治疗组较安慰剂组病死率增加(相对危险度 9.26;95% 可信区间 1.16 ~ 74.1),住院率增加(P < 0.001),这项多中心研究在早期即停止。FVC 变化值、Dlco 变化值以及生活质量指数在两组之间比较差异无统计学意义。

3.3 推荐意见

不推荐泼尼松 + 硫唑嘌呤 + N - 乙酰半胱氨酸联合治疗(强不推荐,低质量证据)。

3.4 合理性和实施方面的考虑

这个推荐意见的主要依据仅仅为一项因为有害而终止的试验研究。推荐意见着重关注了这一治疗措施的不良反应。指南委员会认为,本建议仅针对该研究中所采用的剂量及针对 IPF 这一疾病,对其他的间质性肺疾病和其他的剂量不普遍适用。对于如何处理长期应用联合治疗有良好耐受性的 IPF 患者尚未达成共识,没有研究支持可以停止治疗。在这种情况下,指南委员会建议患者和医生应该讨论联合治疗潜在的危害以及患者的受益和选择。尽管对患者来说,这种选择是一种挑战,对联合治疗有效的患者,也应该谨慎地重新仔细评估 IPF 的诊断过程,并考虑是否存在其他对联合治疗反应好的疾病。

4. 问题4:IPF 患者是否应该接受选择性内皮素受体拮抗剂(ERAs)安贝生坦治疗?

4.1 背景

内皮素受体包括内皮素受体 A(ET - A),通常存在于血管平滑肌细胞表面,可诱导血管收缩内皮素受体 B1(ET - B1)。ET - B1 位于血管内皮细胞表面,可刺激一氧化氮(NO)释放,并产生前列环素引起血管舒张。ET - A 受体还可通过中介细胞因子促使上皮 - 间充质转变,导致促纤维化状态,内皮素受体 B2 对 ET - B1 具有拮抗作用,通过未知的机制促进血管收缩。临床可获得的 ERAs 包括选择性 ET - A 拮抗剂,如安贝生坦和同时影响 ET - A 和 ET - B 的双重受体拮抗剂,如波生坦和马西替坦。已发现 IPF 患者肺纤维化组织 ET - A 和 ET - B 水平增加,因此研究者研究了选择性和双重 ERAs 对 IPF 潜在的治疗作用。由于作用机制不同,本指南对两种拮抗剂的研究分别进行了讨论。2011 版指南对选择性 ERAs 治疗 IPF 未提出推荐意见。

4.2 证据归总

安贝生坦是唯一进行了 RCT 研究的选择性 ERA。一项研究随机入组 492 例 IPF 患者,按照 2:1 的比例给予治疗药物或安慰剂,这项研究也对是否在基线状态存在肺动脉高压进行了随机分组。这项研究由于治疗药物疗效不佳并存在较高的有害风险,早期即停止。中位随访 52 周,安贝生坦组病死率 HR 为 2.08(95% 可信区间 0.75 ~ 5.76)。无论是否伴 PH,安贝生坦均促进疾病进展,使 DLco 或 FVC 恶化(相对危险度 1.74;95% 可信区间 1.14 ~ 2.66)。随访 48 周,两组 FVC、DLco、6 分钟步行距离或生活质量指数,以及不良事件或严重不良事件差异均无统计学意义。

4.3 推荐意见

无论 IPF 患者是否合并 PH,均不推荐使用安贝生坦治疗(强不推荐,低质量证据)。

4.4 合理性和实施方面的考虑

由于安贝生坦的使用指征为治疗 PH 而不是 IPF,指南委员会建议不应用于 IPF 合并 PH 者。对正在应用安贝生坦治疗的 IPF,由于试验证实其治疗无效且存在潜在的风险,停止其治疗是合理的。指南委员会不建议未来继续对安贝生坦治疗 IPF 进行研究。

5. 问题 5:IPF 患者是否应该接受酪氨酸激酶抑制剂尼达尼布治疗?

5.1 背景

尼达尼布是一种细胞内多种酪氨酸激酶的抑制剂,靶点为多种生长因子受体,包括血管内皮生长因子(VEGF)、成纤维细胞生长因子(FGF)和 PDGF。

5.2 证据归总

三项 RCTs 评估了尼达尼布治疗 IPF 的疗效。一项为二期安全性有效性试验研究,4 个不同剂量尼达尼布(50 mg,每日一次;100 mg,每日一次;150 mg,每日一次和 150 mg,每日两次)与安慰剂对照研究,各组病死率之间差异无统计学意义。高剂量尼达尼布组随访 12 个月的 FVC 下降值超过 10% 的患者比率低于安慰剂组($P = 0.004$),其他剂量组与安慰剂组之间差异无统计学意义。尼达尼布各剂量组 IPF 急性加重的次数较安慰剂组减少(相对危险度 0.16;95% 可信区间 0.04 ~ 0.70)。尼达尼布组的不良事件和严重不良事件更多,但差异没有统计学意义。

INPULSIS - 1(高剂量 BIBF1120 治疗 IPF 的安全性和疗效 - 1)和 INPULSIS - 2(高剂量 BIBF1120 治疗 IPF 的安全性和疗效 - 2)两项研究是三期重复性 RCTs 研究,入组 1 066 例患者,按照3:2的比例接受150 mg尼达尼布,每2次治疗并与安慰剂组比较,两项研究的随访时间为52周。未发现尼达尼布能够降低病死率(相对危险度0.70;95%可信区间0.44~1.11)或IPF急性加重(相对危险度0.64;95%可信区间0.39~1.05)。然而尼达尼布组FVC绝对下降值超过10%的患者更少(相对危险度1.16;95%可信区间1.06~1.27)。尼达尼布组矫正的年FVC变化值为－114.7 mL,而对照组为－239.9 mL(差异125.2 mL;95%可信区间77.7~172.8)。尼达尼布组不良事件更多(相对危险度1.07;95%可信区间1.03~1.11),而严重不良事件无明显增多。尼达尼布组腹泻和恶心的发生率较对照组多。三项研究的汇总分析表明病死率相对危险度为0.70(95%可信区间0.47~1.03),IPF急性加重相对危险度为0.47(95%可信区间0.17~1.29)。尼达尼布组FVC下降值超过10%的患者更少(相对危险度1.15,95%可信区间1.06~1.25)。尼达尼布组不良事件更多,而严重不良事件并未增多。

5.3 推荐意见

建议可以使用尼达尼布治疗IPF(有条件推荐,中等质量证据)。

5.4 合理性和实施方面的考虑

该建议的提出主要是考虑到尼达尼布对IPF重要结局的潜在益处,如延缓疾病进程,降低病死率,较低的严重不良反应和医疗成本。尼达尼布不良反应较为常见,尤其是腹泻,用药时需告知患者。尼达尼布主要用于轻中度肺功能(PFTs)受损的IPF患者,其对严重PFTs受损的患者治疗是否有效尚不明确。入组的患者中有些高分辨率CT(HRCT)表现为可能的UIP,而不是明确的UIP,即HRCT表现不符合明确的UIP表现,也未经外科手术活检证实。迄今,尚无证据支持尼达尼布治疗的最优疗程。

5.5 未来的研究机会

未来关于尼达尼布治疗 IPF 的临床研究应该聚焦于 PFTs 减损更为严重的 IPF 患者,并着重于观察治疗的最优疗程。

6. 问题 6:IPF 患者是否应该接受吡非尼酮治疗?

6.1 背景

吡非尼酮是一种口服的具有多效性的抗纤维化药物。体外实验表明其可调节多种重要的促纤维化和促炎细胞因子级联,动物实验表明其可减少成纤维细胞增殖和胶原合成。

6.2 证据归总

2011 版指南包括两项小规模的 RCTs,对比了吡非尼酮和安慰剂在日本治疗轻中度 PFTs 损伤的 IPF 患者的安全性和有效性。其中一项研究因观察到治疗有效早期停止,急性加重在安慰剂组更为常见。与此相似,吡非尼酮还可改善 6 分钟步行实验的血氧饱和度和 VC 随时间的减损。第 2 项研究也证实了吡非尼酮改善 VC 下降值(– 90 mL VS – 160 mL;P = 0.04)并促进无进展生存(P = 0.03)。CAPPACITY 试验,两项大规模的 RCTs 研究(吡非尼酮治疗 IPF 患者的安全性和有效性试验,吡非尼酮治疗 IPF 患者安全性和有效性的三臂试验)已发表。CAPPACITY 试验报道了两个独立的研究:研究 004 包括 435 例患者,随机分配于 3 个治疗组中的 1 个,高剂量吡非尼酮组(2 403 mg/d)、低剂量吡非尼酮组(1 197 mg/d)和安慰剂组。研究 006 纳入 344 例患者,随机进入 2 个治疗组,高剂量吡非尼酮组(2 403 mg/d)和安慰剂组。委员会仅分析了高剂量组与安慰剂组之间的差异。在研究 004,吡非尼酮组 72 周治疗后

FVC 下降值减少,而研究 006 同样的治疗未发现同样的结果。重要的是,两项研究中高剂量吡非尼酮组恶心、消化不良、呕吐、厌食、光敏感和皮疹较安慰剂组增多。ASCEND 试验(吡非尼酮治疗 IPF,一项随机、双盲、安慰剂对照研究)入组 555 例 IPF 患者,随机进入高剂量吡非尼酮(2 403 mg/d)或安慰剂组。与CAPPACITY 试验相比,ASCEND 的入组条件更为严格,如第一秒用力呼气量(FEV1)/FVC 比值低于 0.8,1 562 例筛选患者中,1 007 例被排除。随访 52 周时吡非尼酮明显降低,FVC 下降值超过 10% 的患者所占比率。吡非尼酮组 6 分钟步行距离和无进展生存较对照组增加,而病死率或呼吸困难指数两组之间差异无统计学意义。与既往的研究一致,吡非尼酮组的治疗相关性不良反应发生率较高。汇总这些研究的结果表明,吡非尼酮降低病死率(相对危险度 0.70;95% 可信区间 0.47 ~ 1.02),降低 FVC 的减损率(标准平均差异 0.23;95% 可信区间 0.06 ~ 0.41)。由于研究的异质性,汇总分析未能包括一些阳性的结果。汇总分析表明吡非尼酮增加光敏感、疲劳感、胃部不适和厌食症的发生率。

6.3 推荐意见

建议可以使用吡非尼酮治疗 IPF(有条件推荐,中等质量证据)。

6.4 合理性和实施方面的考虑

自上一版指南发布后新的证据不断涌现,委员会能够提出有条件推荐的治疗建议,这一建议是在综合考虑吡非尼酮能够改善疾病的进展如降低 PFTs 减损和病死率、不良反应和医疗花费而提出的。吡非尼酮对 IPF 患者生活质量的影响仅有零星的报道。由于吡非尼酮具有一定的不良反应,即使其存在一些治疗受益,有些患者也不愿耐受,因此在应用吡非尼酮治疗前应与患者说明所有吡非尼酮的不良反应,共同决策是否应用这种药物。此外,吡非尼酮迄今为止也是一种较为昂贵的治疗手段,在决定是否用药时还应该考虑到这一点。由于纳入标准不同,这一建议还不适用于 PFTs 为重度的 IPF 患者以及伴有其他并发症的患者。推荐意见还未提出用药的最佳疗程。

6.5 未来的研究机会

未来的研究应聚焦于治疗的最佳疗程和 PFTs 减损更为严重的 IPF 以及伴有气流阻塞(FEV1/FVC < 0.8)或伴有肺气肿的 IPF 的研究。

7. 问题 7:IPF 患者是否应该接受抑酸药物治疗?

7.1 背景

最高达 90% 的 IPF 患者伴有胃食管反流(GER),包括无临床症状反酸。GER 是吸入或微吸入的高危因素,继而引发肺炎,推测是导致或使 IPF 恶化的机制之一。抗酸治疗,如质子泵抑制剂(PPIs)或组胺 2 受体阻滞剂(H2RAs),可能降低微吸入相关肺损伤的风险。

7.2 证据归总

有观察性研究探讨了规律的 PPIs 或 H2RAs 治疗是否可降低 IPF 疾病的进展。一项回顾性纵向队列研究中,86 例患者接受 PPIs 治疗,12 例接受 H2RAs 治疗,结果显示接受抗酸治疗的 IPF 患者生存受益(相对危险度 0.47;95% 可信区间 0.24 ~ 0.93)。另一项聚合分析汇总了三项 RCTs,124 例患者接受 PPIs 或 H2RAs 治疗(91% PPIs,9% H2RAs),与 118 例未接受抗酸治疗或未接受其他研究药物治疗的安慰剂组比较,结果表明,接受抗酸治疗的 IPF 患者 FVC 下降值更低(平均差异 0.07 L;95% 可信区间 0～0.14;P = 0.05),与对照组相比抗酸治疗组没有发生 IPF 急性加重,两组全因病死率或全因住院率差异无统计学意义。

7.3 推荐意见

建议可以使用常规抑酸药物治疗 IPF(有条件推荐,非常低质量证据)。

7.4 合理性和实施方面的考虑

这一推荐主要是考虑到抗酸治疗能够改善 PFTs 和提高生存率,同时考虑到较低的治疗成本和较低的潜在发生肺炎的风险。观察性研究可能存在偏倚,此外研究者对干预措施的控制如何也不清楚,对治疗的影响如何也不清楚。这些证据主要聚焦于 PPIs,仅小部分患者应用了 H2RAs,其他抗酸治疗效果如何还需另加考虑。重要的是,应该注意到指南的推荐意见是针对所有 IPF 患者的,而不是仅针对伴有 GER 异常的患者。尚不清楚抗酸治疗对有症状或无症状 IPF 的疗效有何差异。根据指南 GER/GERD 应该接受最好的可获得的治疗。本指南也考虑到 PPIs 治疗的安全性,有些研究表明 PPIs 治疗与社区获得性肺炎有一定关联。最近一项观察性研究的 meta 分析表明,PPIs 不增加普通人群社区获得性肺炎的住院风险。PPIs 与其他 IPF 治疗药物之间的相互作用和长期有效性尚不清楚。

7.5 未来的研究机会

未来应设计 RCTs 对比抗酸药物与安慰剂治疗 IPF 的有效性和安全性。应进一步研究 PPIs 与其他 IPF 治疗药物之间的相互作用,以及 PPIs 治疗 IPF 伴有症状或无症状 GER/GERD 的长期安全性,PPIs 在治疗非酸性反流中的作用,以及异常

GER 和微吸入在 IPF 发病机制、疾病进展和(或)IPF 急性加重中的作用。进一步的研究还应阐明通过外科手术降低 GER 和微吸入治疗 IPF 的安全性和有效性。

8. 问题 8:IPF 患者是否应该接受磷酸二酯酶 5 抑制剂西地那非治疗?

8.1 背景

西地那非是一种口服磷酸二酯酶 5 抑制剂,已有两项 RCTs 研究了西地那非治疗 IPF 患者的有效性和安全性,这些证据已包括在 2011 版指南中,由于其中的一项研究仅在委员会会议结束时才得到,因此在 2011 版指南中未对西地那非治疗 IPF 提出正式的推荐意见。

8.2 证据归总

STEP - IPF 研究(西地那非对 IPF 患者运动能力影响的试验)是一项三期临床试验,进展期 IPF 患者(DLco < 35% 预计值)180 例进入西地那非组(20 mg,每日 3 次)或安慰剂组共治疗 12 周,继之为 12 周开放标签阶段,在这个阶段所有患者均接受活性药物治疗。西地那非组最初治疗 12 周后 6 分钟步行距离改善 20%,所占患者的比例与对照组比较差异无统计学意义(10.1% VS 6.6%;P = 0.39)。西地那非可改善气短症状、生活质量、DLco 和动脉血氧饱和度,两组严重不良事件比较差异无统计学意义。119 例可获得超声心动图数据的患者进行了亚组分析,西地那非可改善伴有右心室收缩功能障碍(RVSD)患者的 6 分钟步行距离(平均距离 99.3 m;95% 可信区间 22.3 ~ 176.2 m),在无 RVSD 患者也可观察到相似的结果。第 2 项研究样本量较小,随机入组 29 例轻中度 IPF(平均 DLco,42% 预计值),给予西地那非(20 mg,每

日 3 次)或安慰剂共治疗 6 个月,排除已知 PH 或 RVSD 者。结果显示,西地那非对 6 分钟步行距离、Borg 呼吸困难评分、FVC、DL-co 和动脉血氧饱和度无明显改善。西地那非组不良事件较多,但无严重不良事件。汇总分析这两项研究结果显示西地那非不降低病死率(相对危险度 0.51;95% 可信区间 0.1~2.72)或急性加重次数(相对危险度 0.34;95% 可信区间 0.04~3.22),对生活质量有所改善,对 FVC、DLco、Borg 呼吸困难评分,动脉血氧饱和度或 6 分钟步行距离均无显著改善。

8.3 推荐意见

不推荐应用西地那非治疗 IPF(有条件不推荐,中等质量证据)。

8.4 合理性和实施方面的考虑

推荐意见的制定主要考虑到虽然西地那非对生活质量有所改善,但对其他指标包括病死率、急性加重次数、呼吸困难评分等均无明显改善,且存在一定的药物相关不良反应,医疗花费高也是应用西地那非应该考虑的问题。该推荐意见不适用于因其他指征包括存在 PH 或 RVSD 而应用磷酸二酯酶抑制剂者。由于超声心动图不是诊断 RVSD 或 PH 的金指标,而且也仅仅有亚组证据可以获得,指南未对西地那非治疗 IPF 合并 PH 提出专门的推荐意见。

8.5 未来的研究机会

未来需要西地那非治疗 IPF 合并通过右心导管测定确诊的 PH 的 RCT 研究,此外,需要西地那非对 IPF 生活质量影响的专门研究。

9. 问题 9：IPF 患者是否应该接受内皮素受体 A 和 B 双重拮抗剂波生坦或马西替坦治疗？

9.1 背景

在制定 2011 版指南时，有一项小样本研究观察了波生坦治疗 IPF 的有效性和安全性，因为未观察到治疗有效，当时的推荐意见是强不推荐。

9.2 证据归总

两项 RCTs 和一项 RCT 分别评价了波生坦和马西替坦治疗 IPF 的有效性和安全性。BUILD－1 研究(波生坦在间质性肺疾病的应用)随机入组 158 例 IPF 分别接受波生坦或安慰剂治疗，随访时间为 12 个月。在这项研究中未观察到波生坦可降低 IPF 的病死率(相对危险度 1.14；95% 可信区间 0.24～5.54)，死亡和疾病进展的综合数据有所改善(相对危险度 0.62；95% 可信区间 0.37～1.05)，不良事件或严重不良事件与安慰剂组比较差异无统计学意义。随后的研究 BUILD－3，纳入了 616 例病理学证实为 UIP 的 IPF 患者。波生坦不降低病死率(相对危险度 1.25；95% 可信区间 0.53～2.96)，也不改善疾病的进展(相对危险度 0.86；95% 可信区间 0.71～1.05)。两组 FVC、健康相关的生活质量、呼吸困难评分、不良事件或严重不良事件差异无统计学意义。马西替坦是一种新的双重 ERA 抑制剂，一项二期临床试验纳入了 178 例经组织学证实的 IPF 患者。与波生坦相似，马西替坦不降低 IPF 的病死率(相对危险度 0.74；95% 可信区间 0.13～4.33)，不改善死亡和疾病进展的综合数据(相对危险度 1.02；95% 可信区间 0.63～1.66)，不改善 FVC 变化值(平均差异 0.00；95% 可信区间 -0.16～0.16)，不良事件或严重不良事件两组差异均无统计学意义。由于两种 ERAs 抑制剂的作用机制相同,以及研究结果的同质性,将上述 3 项研究进行了汇总分析。结果表明,应用双重 ERAs 治疗 IPF 对病死率无显著降低(相对危险度 1.13;95% 可信区间 0.57～2.27)。死亡和疾病进展的综合数据似乎有所改善(相对危险度 0.85;95% 可信区间 0.71～1.00)。FVC 变化值、不良事件或严重不良事件的发生率两组差异无统计学意义。

9.3 推荐意见

不推荐应用波生坦或马西替坦治疗 IPF(有条件不推荐,低质量证据)。

9.4 合理性和实施的考虑

本推荐意见主要考虑到药物对患者重要的转归,死亡或疾病进展改善效果不显著,且医疗成本较高。值得注意的是,迄今,仅对波生坦或马西替坦进行了研究,其他双重 ERA 拮抗剂可能对 IPF 有效。委员会认为,IPF 合并 PH 的患者可能受益于双重 ERAs,但上述临床试验不允许进行亚组分析。最近的一项研究(未被委员会纳入)表明波生坦对通过右心导管测定确诊的合并 PH 的 IPF 患者的肺部血流动力学无明显改善。

9.5 未来的研究机会

未来需要评估双重 ERAs 对 IPF 合并 PH 患者重要转归,包括病死率和生活质量的影响的研究。

10. 问题 10:IPF 患者是否应该接受 N - 乙酰半胱氨酸单药治疗?

10.1 背景

2011 年唯一一项 RCT,随机入组了 30 例 IPF 患者接受雾化吸入 N－乙酰半胱氨酸或盐酸溴己新治疗 12 个月,观察到肺部磨玻璃样病变改善,体内 KL－6 水平下降,但未发现生理学指标或步行距离有所改善。

10.2 证据归总

本指南包含了两项新的 N－乙酰半胱氨酸单药治疗 IPF 的 RCTs 研究。在日本进行的一项多中心前瞻性 RCT 随机入组了 76 例 IPF,接受 352.4 mg 吸入 N－乙酰半胱氨酸,每日 2 次,或安慰剂治疗 48 周,主要研究终点 FVC 变化值未见明显改善。另一项 RCT 入组了 264 例 IPF,随机接受 600 mg 口服 N－乙酰半胱氨酸,每日 3 次或安慰剂。该研究的最初目的是对比包括口服泼尼松＋硫唑嘌呤＋N－乙酰半胱氨酸联合治疗的 3 个干预组的安全性和有效性,由于中期分析发现安全性的问题,联合治疗组随即脱落,另外 2 个治疗组仅包括 N－乙酰半胱氨酸单药治疗组和安慰剂组。这 2 个治疗组的分析表明 N－乙酰半胱氨酸单药治疗不改善 FVC 变化值、病死率和急性加重次数。对这 3 项 RCTs 的汇总分析表明,N－乙酰半胱氨酸单药治疗不降低 IPF 患者的病死率(相对危险度 1.97;95％ 可信区间 0.50 ～ 7.71),也不改善 FVC 变化值和生活质量,两组不良事件发生率差异无统计学意义。N－乙酰半胱氨酸单药治疗显著改善 6 分钟步行距离(平均差异 44.33 m;95％ 可信区间 2.20 ～ 85.75)。

10.3 推荐意见

不建议应用 N－乙酰半胱氨酸单药治疗 IPF(有条件不推荐,低质量证据)。

10.4 合理性和实施的考虑

推荐意见的制定主要考虑到乙酰半胱氨酸单药治疗潜在的风险、治疗的不便、治疗的花费和对改善患者转归的较低价值。

可获得的证据聚焦于轻中度 PFTs 损伤的 IPF 患者,对 PFTs 损伤较重的 IPF 患者应谨慎应用推荐意见。委员会未能对吸入或口服途径给予 N-乙酰半胱氨酸的区别提供证据,因此,推荐意见适用于两种途径给药。由于未发现应用 N-乙酰半胱氨酸治疗的患者存在明显的不良反应,因此对已经应用该药的患者是否应停药,指南未给出相关的推荐意见,有些患者开始该药治疗后可能没有明显的受益,在继续应用该药后也似乎不能获得更多的受益。

10.5 未来的研究机会

尚不清楚存在较高氧化应激状态的 IPF 患者是否能从 N-乙酰半胱氨酸治疗中受益,未来的研究应阐明这个问题。此外,不同的给药途径的疗效可能存在差异,应该设计研究不同给药途径对 IPF 患者治疗的有效性。

11. 问题 11:IPF 患者应该接受双侧肺移植还是单侧肺移植?

11.1 背景

由于 IPF 不断进展且难治,中重度 IPF 患者常考虑肺移植。尚不清楚双侧肺移植治疗 IPF 效果是否优于单侧肺移植,尚缺乏 RCT 证据指导指南的制定。委员会纳入了对比双侧肺移植和单侧肺移植 IPF 患者生存率的观察性研究。

11.2 证据归总

三项观察性研究的汇总生存分析表明,接受单侧肺移植和双侧肺移植的 IPF 患者生存率差异无统计学意义(相对危险度 0.47;95% 可信区间 0.19～1.17)。另外 4 项研究由于未报道相对危险度,故未被纳入汇总分析,其结果亦表明接受双侧肺移植与接受单侧肺移植的 IPF 患者的生存期差异无统计学意义。另一项 meta 分析发表在指南委员会召开之后,未被纳入指南研究,该项荟萃分析的结果与之前的研究相似,不会改变整体的结论。

11.3 推荐意见

委员会未对选择单侧肺移植还是双侧肺移植治疗 IPF 作出推荐。

11.4 合理性和实施的考虑

委员会认识到对这个问题的回答应该有更多的证据支持。器官短缺是一个普遍的问题,决定给一位患者进行双侧肺移植,而不是将单肺移植给两名患者,对健康不平等的影响,必须全面考虑。

11.5 未来的研究机会

解决问题 11,需要更多的 RCTs 证据支持。未来指南委员会也应吸纳肺移植方面的专家以便更好地讨论这个问题。

12. 问题 12:IPF 合并 PH,是否应该治疗 PH?

12.1 背景

IPF 患者常常合并 PH,且通常预后更差。

12.2 证据归总

2011 版指南制定时关于 IPF 合并 PH 治疗的证据非常有限。研究的主要观察点多为短期血流动力学变化,而不是患者长期重要的临床转归,研究多不是 RCTs,缺乏安慰剂对照或回顾性分析数据或存在多种方法学问题。在上文所述评价安贝生坦或西地那非治疗 IPF 的 RCTs 研究中包括关于 IPF 合并 PH 的亚组分析。ARTEMIS – IPF 研究中,以右心导管测定肺动脉压,结果未显示平均肺动脉压高于 25 mmHg 的 IPF 治疗有效。疾病进展、呼吸科住院次数在安贝生坦治疗组更高,因此强不推荐安贝生坦用于 IPF 合并 PH 者。STEP－IPF 研究中亚组分析了西地那非治疗 IPF 合并超声心动图证实的右心室肥厚或 RVSD。西地那非可显著改善伴有 RVSD 者,而不是右心室肥厚者的 6 分钟步行距离。由于西地那非对其他临床转归指标改善不明显,且该研究缺乏诊断 PH 的金标准,以及分析的探索性,对磷酸二酯酶 5 抑制剂治疗 IPF 合并 PH 的有效性和安全性尚未形成定论。最后,一项小规模开放性标签、非对照、肺动脉血流动力学研究已经证实可溶性鸟苷酸环化酶激动剂利奥西呱治疗多种原因引发的间质性肺疾病合并 PH 的安全性。在广泛应用这种药物之前,需要进一步的研究包括大规模三期临床和四期临床试验评价其治疗 IPF 的效果。

12.3 推荐意见

委员会尚未对 IPF 合并 PH 的治疗作出推荐。

12.4 合理性和实施的考虑

委员会认为需要进一步的证据帮助进行临床决策指南。

12.5 未来的研究机会

新的 PH 治疗药物正越来越多地涌现,对其治疗 IPF 合并 PH 的效果应进一步评估。针对 IPF 合并 PH 的进一步临床试验应考虑具有 PH 治疗指征的药物,特别是已经证实治疗 IPF 具有安全性的药物,例如双重 ERAs,磷酸二酯酶 5 抑制剂,而不是对 IPF 患者有害的药物,如安贝生坦。临床试验应考虑到血管活性药物的分层或针对已知 PH 的亚组分析。

13. 结论

2011 年 IPF 指南颁布以来 IPF 的控制取得了一些进展,在本版指南中虽然没有强推荐用于 IPF 治疗的药物,但有条件推荐了一些新的药物,如吡非尼酮、尼达尼布以及抗酸治疗。临床医生面临的 IPF 治疗应强调个体化决策,应全面评估有条件推荐的治疗措施,最终谨慎地决定其实际应用所可能取得的净效益。不同证据中重大纳入标准的差异,包括不同研究中生理和解剖变量之间的差异,证据可信度的差异,都是临床医生在确定治疗方案时需要考虑的因素。药物之间联合、序贯或辅助治疗方案尚未进行研究,因此指南未对其作出推荐,有待未来头对头的 RCTs 研究阐明。同时,这些新药的起效时间尚不清楚,药物治疗的最优时间需要进一步研究阐明。另外一些具有 IPF 治疗潜能的药物(例如克霉唑)在本次更新中没有评估。其他的治疗措施,如急性加重的处理、肺康复治疗、氧疗、机械通气治疗、姑息治疗等,以及未来出现的新证据,可能在不远的将来为委员会分析归总并制定出新的推荐意见。

14. 2015 版与 2011 版 IPF 指南推荐意见的比较

14.1 2015 版指南中将抗凝治疗(华法林)和泼尼松 + 硫唑嘌呤 + N – 乙酰半胱氨酸三联疗法由弱不推荐更改为强不推荐。

14.2 将吡非尼酮由弱不推荐更改为有条件推荐(相当于弱推荐)。

14.3 将双重内皮素受体拮抗剂(波生坦、马西替坦)由强不推荐更改为有条件不推荐(相当于弱不推荐)。

14.4 新增了关于选择性 ETA 受体拮抗剂安贝生坦(强不推荐)、单靶点酪氨酸激酶抑制剂伊马替尼(强不推荐)、多靶点酪氨酸激酶抑制剂尼达尼布(有条件推荐,相当于弱推荐)、磷酸二酯酶5抑制剂(西地那非,有条件不推荐)的治疗建议。

14.5 对抑酸治疗(有条件推荐,相当于弱推荐)、N－乙酰半胱氨酸单药治疗(有条件不推荐,相当于弱不推荐)仍维持原推荐意见。

14.6 对 IPF－PH 进行抗 PH 治疗和肺移植:单侧或双侧(未提到)未提出新的评定意见。

第三章 陶凯教授治疗间质性肺疾病 40 年经验总结

第一节 中医药诊治学术思想

一、西医明确诊断，坚持中医药治疗

现代医学对疾病的诊断最介乎疾病本质，通过临床症状、体征、肺功能、血气分析、指氧仪测定、CT 检查以及相关实验室检查可以确定患者疾病的性质及特点、疾病的进展情况。但对于肺活检术应慎之又慎，可能会对某些患者带来较大损伤，而并不能给患者带来一个确有疗效的治疗方案。这种疾病正在成为严重威胁人类健康的常见病、多发病；而目前没有疗效确凿的药物；早期中医药的干预常常会有效地控制疾病的进展。该病是慢性进展性疾病，大部分患者会呈现慢性情况，慢性病，就是用药无毒无害、最小剂量、长期治疗、长期调理，这是中医药治疗疾病的特点和规律。

自 1988 年救治第 1 例患者，多年的临床经验显示，中医药治疗该病会获得良好的临床疗效，早期患者获得痊愈，晚期患者疾病得到控制，带病生存。喻嘉言《医门法律》谈到肺痿的治疗要点"缓而图之，生胃津，润肺燥"，旨在"以通肺之小管""以复肺之清肃"，这是个缓慢的过程。

为什么我们会这样执着？是因为这种疾病正在成为严重威胁人类健康的常见病、多发病；是因为没有疗效确凿的药物医好这种病；是因为早期中医药的干预常常会有效地控制疾病的进展。我们早在1988年通过8个月的中医药治疗，使第1例患者得到了痊愈。而评价痊愈应该是10年以后，那时患者完全恢复了健康，正常生活、工作一直到二十多年后的现在。这不是个别的患者，而是有机会早期治疗的大多数患者都可以有这样好的结果。因此，我们提出了以下几点建议：

第一，间质性肺疾病除了急性间质性肺疾病，绝大多数患者都是慢性病。慢性病有一个慢性进展过程，这段时间我们采用任何积极治疗的方法都是"拔苗助长"，都是不符合患者疾病进展过程的临床干预和治疗，对患者的预后及恢复都是不利的。

第二，对于其发病原因的研究，应该就是患者在长期日常生活中可以接触的包括吸入和食入因素。而这些因素常常是患者赖以生存的生活和工作的环境因素，当然，还包括了患者的精神和情绪的改变，以及长期服用的药物和所患有的慢性病。值得我们思考的是，这些因素常常是我们生活条件的改变带来的。

第三，中医药治疗恰恰符合该病的慢性进展性的规律。慢性病，就是用无毒无害、最小剂量的药物进行长期治疗、长期调理，这是中医药治疗疾病的特点和规律。而治未病、未病先防，又是中医药治疗的又一特点。因此，间质性肺疾病早期的中医药治疗，常常可以获得最好的临床效果。

应该说，由于不适当的用药、不良的生活习惯及环境的污染，使得间质性肺疾病成为常见病、多发病，这是很不幸的事情。但有传统中医药防病治病的优势，我们又是幸运的。我们应该掌握好中医药治疗和预防该病的知识，早期防治该病的进展及发生。使早期患者获得痊愈,晚期患者疾病得到控制,带病生存。而达到这个目标是需要我们同心协力,不断努力,克服浮躁的心态,潜心、静心、耐心地去寻求中医药治病防病的真知灼见。

二、急病急治,缓病缓治

患者在慢性、亚急性过程当中会因为某些诱因比如感冒、环境因素、劳累等导致病情急性加重。"急病急治,缓病缓治"这一原则主要是针对糖皮质激素的用药、剂量和疗程。对缓慢隐匿进展(前后肺部 CT 片对照观察)无显著临床症状者建议尽量不给予激素治疗,仅用中药治疗。

对单纯中药治疗后,出现临床症状及 X 线片有进展但病情较轻者,给予甲泼尼龙片 4 mg qd 晨顿服,并按随访病情变化予以调整剂量,常常是减量、停药。对有近期肺部炎症进展者(依据临床表现为阵咳或呼吸困难加剧,近期肺部 CT 有病变进展)根据病情给予甲泼尼龙片 4~8 mg bid。病情较重者(平地走动即感呼吸困难)则根据病情适当加大剂量,甲泼尼龙片 12 mg bid。对于严重急性加重患者采用静脉治疗,甲泼尼龙 40~80 mg bid(病情好转减量)。连续用药 6 个月~1 年后根据临床肺功能评价、胸部 X 线、肺功能检查明显改善者即可继续减量至停药。在患者急性进展阶段,激素的正确使用常常会使患者转危为安。

但也有很多例外,陶凯教授认为,有以下几种情况,应该尽量不用或尽快、尽早减量,才会使患者病情得到控制:

1. 慢性间质性肺疾病急性发作阶段,不宜过久过度用药。

2. 亚急性间质性肺炎反复发作,特别是处于相对稳定期的患者,也不宜大剂量用药。

3. 老年人、体质差、摄入热量少的患者。

4. 并发症多，高血压、冠心病、糖尿病患者。"切忌慢病急治"，慢性稳定阶段给予过度治疗，常使患者不能获益。

三、重在"整体调治""保护自我"，而非单纯"治病"

患者以老年人、中年女性为主，是自我调整机制的衰弱、破坏所致。特别是肾上腺素轴的正常状态的损害，是慢性炎症加重、进展的重要因素。而大量激素、抗生素药物过度使用会进一步破坏患者的整体状况。因此，采用中西结合药物治疗、多种药物小剂量配合使用，长期中医药调治，才会保护患者的"自我调整机制"。而患者作为一个整体，除了疾病本身还会有许多因素影响疾病的发展变化，如患者存在比较严重的恐惧心理因素；周围环境长期存在一些致敏的因素；过度疲劳；不良生活习惯；长期服用药物及不洁食物；病毒感染；过度应用高浓度氧；其他并发症影响，如糖尿病、冠心病；营养状况差等等。

这些因素会诱发或加重病情，使疗效欠佳，在药物治疗的同时要详细询问患者的相关病史，给予心理指导和调护教育。所以基于"整体观念"的中医药治疗是稳定患者病情、提高患者生存质量的根本所在。

四、重视中医体质因素

中医学强调"因人制宜"，即辨患者体质，并把体质学说同病因学密切地结合起来，以指导临床实践。体质是在先天遗传和后天获得的基础上，表现出的形态结构、生理机能以及心理状态等方面综合的、相对稳定的特质。个体体质的特殊性，往往导致对某种致病因子或疾病的易感性。《素问·四时刺逆从论》

曰:"少阴有余,病皮痹隐疹,不足病肺痹。"指出少阴不足即肺肾不足易发肺痹,尤其是肺虚与发病关系更加密切。汉代张仲景创造性地将"痿"字引入"肺",确定了"肺痿"病名,取弱而不用之意。《证治汇补·胸膈门》曰:"久嗽肺虚,寒热往来,皮毛枯燥,声音不清,或嗽血线,口中有浊唾涎沫,脉数而虚,为肺痿之病。因津液重亡,火炎金燥,如草木亢旱而枝叶萎落也。"均强调了"虚质"在发病中的重要性。

间质性肺炎的发生是复杂的多种因素相互作用的结果,首先以不同的体质为基础,最常见的易感体质是气虚质、阴虚质、阳虚质、痰湿质、气郁质、特禀质。外感邪毒、饮食情志所伤为致病的原发病因,继发于他病的痰瘀毒作为新病因共同作用于特殊体质导致了疾病的发生。基于体质的病因分析,必将进一步指导临床治疗,即强调中医的"治病求本、因人制宜",我们的治疗一直遵循这一原则,并获得良效。

第二节　间质性肺疾病中医辨证治疗体系

一、辨病位

分析病位应从发病原因、病程、伴随症状、舌苔脉象等方面入手。如感受外邪或邪毒袭肺,急性起病,或热病初期,则病在肺;情志所伤,性情郁闷或暴躁易怒,伴见胸胁胀满,脉象弦,其病在肝;病势较缓,饮食失节,伴见纳差、食少乏力,其病在脾;病程较长,年老体弱,动则喘甚,兼见腰膝酸软等症者,病位在肾;至于疾病后期,病情危重出现心悸、水肿、发绀,则水饮瘀血上凌于心。本病主要病位在肺脾肾,但可延及他脏;认清病位,并根据脏腑之特性遣方用药,有助于我们提高疗效。

二、辨病性

间质性肺疾病的辨证定性总在于虚实夹杂、本虚标实。虚者为本,当首辨气阴亏虚、五脏气衰。急进型气阴两亏并见,病缓者五脏虚衰,详辨肺脾气虚及心肝肾亏虚。实者为标,当辨痰瘀热,病情初起或突然加重,见发热、黄痰者辨热为先,而痰瘀互结贯穿疾病始终,是主要病理产物。

三、微观辨证和宏观辨证的有机结合

在宏观辨证的同时,将现代理化检查有机地同中医辨证施治结合,进行微观辨证。如胸部 X 线或 CT 呈膜玻璃样,可辨为湿邪或痰湿;X 线呈斑片状影,可辨为热毒证或痰浊证;若影像为条索及结节样影,可辨为血瘀证,酌加软坚散结之品。结合临床表现,如血气分析为 I 型呼吸衰竭,可重用活血化瘀药,若为 II 型呼吸衰竭应辨为痰浊,酌加化痰开窍醒神药;肺功能显示严重换气障碍,辨为肾虚为主,加用补肾之品。

四、辨证要点

因为本病病因复杂,且发展趋势变化多端,因此在临床中,常见不同患者或同一患者的不同发展阶段的病机虚实交结,证候纷繁多变。无论是肺气阴不足,还是痰瘀阻络,均可导致肺络血行不畅,络气痹阻;津血失布,肺失濡润,痿弱不用,使虚者更虚,实者更实,交互错杂,恶性循环,致病情加重。所以治疗应分期辨治。

五、分期分型辨证论治

临床上大部分间质性肺疾病患者呈亚急性或慢性发展,或因感冒、劳累、异味刺激、情志因素等诱发加重,所以应进行分期辨治。

(一)急性加重期

1.气虚风热犯肺

【主证】乏力气短,发热恶风,胸闷气急,咳嗽频作,咳痰黏稠,咽痛咽干,口干欲饮,舌红或舌边尖红,苔薄白或薄黄,脉浮数。

【治法】益气疏风解表,止咳化痰平喘。

【方药】参苏加味饮。

党参12 g　苏叶12 g　炒枳壳9 g　半夏12 g　桔梗12 g

连翘9 g　　蝉衣9 g　　薄荷12 g　芦根18 g　浙贝12 g

前胡9 g　　厚朴6 g　　苍术9 g　　甘草6 g

【加减】若高热持续不退,可加柴胡、葛根、生石膏;若头胀痛较甚者,加菊花、桑叶;时行热毒症状明显,配双花、黄芩、公英;若舌苔较厚、纳呆,可加藿香;少汗,咳逆气急,憋喘严重,加麻黄、细辛;有瘀象,唇甲发绀,加丹参、川芎、当归。

2.阴虚燥热伤肺

【主证】干咳气急,咳嗽作呛,胸闷、胸痛,唇鼻干燥,口干,少痰或血丝痰,或五心烦热,夜不得寐,舌红或尖边红,苔薄黄而干或无苔,或舌绛有裂纹,脉细或细数。

【治法】养阴疏风润燥,清肺化痰止咳。

【方药】清燥救肺汤加减。

西洋参9 g(或党参15 g,沙参15 g)　麦冬15 g　杷叶12 g

杏仁9 g　　　桑叶12 g　陈皮12 g　　石膏18 g　川贝12 g

甘草6 g

【加减】若热重者,可加知母、双花、小蓟;痰中带血,配白茅根清热止血,或三七粉冲服;若舌干裂无苔,可加生地、石斛、玉竹;如有五心烦热、夜热早凉,酌加秦艽、鳖甲;如喘重发绀者,加赤芍、丹参、川芎。

3.痰热壅肺

【主证】胸闷憋喘,发热,咳吐黄痰或黄脓痰,痰量较平常增多,喉中痰鸣,痰黏难咯,胸背胀满疼痛,口干欲饮,舌红苔黄腻,脉滑数。

【治法】清热化痰,止咳平喘。

【方药】止咳化痰汤。

炙麻黄9 g　杏仁9 g　　桃仁9 g　　川贝9 g　　浙贝9 g

瓜蒌18 g　　黄芩12 g　银花24 g　连翘9 g　　厚朴6 g

前胡9 g　　桔梗12 g　半夏12 g　丹参12 g　芦根15 g

苏叶9 g　　甘草6 g

【加减】兼胸脘痞满者,可加薤白;咽痛、咽部红肿,可加僵蚕、蝉衣、射干;如伴高热者,可加葛根、柴胡或羚羊粉冲服。

4.痰瘀阻肺

【主证】胸痛隐隐或胸脘痞闷,气短喘甚,动则加重,痰黏腻稠厚,面色晦暗,唇甲发绀,或趾(指)端杵状,舌暗淡,苔厚腻有瘀斑,脉沉弦或滑。

【治法】理气化痰,活血平喘。

【方药】祛瘀化痰汤。

当归12 g　生地12 g　党参12 g　赤芍12 g　桔梗12 g

枳壳 12 g　川芎 12 g　葛根 15 g　清半夏 12 g　丹参 12 g

连翘 9 g　　苍术 9 g　　云苓 9 g　　木香 6 g　　甘草 6 g

【加减】若胸满痞闷明显者,可加薤白、瓜蒌;伴咳嗽、气急者,可加川贝、浙贝;干咳作呛者,加沙参、紫菀、冬花;失眠心悸者,加龙骨、牡蛎、浮小麦。

(二)慢性进展期

1.肺气亏虚,阴津亏乏

【主证】可由急性加重期"气虚风热犯肺"及"阴虚燥热伤肺"转化而来,病势较缓,气短乏力,劳动后憋喘明显(上楼、爬坡、登山),干咳痰少,口燥咽干,纳差,舌淡苔薄或舌红少苔。

【治法】养阴生津,祛瘀化痰。

【方药】加味麦门冬汤。

党参 12 g　黄芪 12 g　麦冬 9 g　五味子 9 g　生地 15 g

川贝 9 g　　当归 12 g　丹参 15 g　砂仁 9 g　　葶苈子 12 g

薄荷 6 g

【加减】若外感后咽痛烦渴者,可加黄芩、双花、公英;胸闷憋喘,痰黏难咯者,可加瓜蒌、半夏;伴舌紫、杵状指,可加用活血化瘀之品,重者加全蝎、水蛭等虫类药。

2.肺脾气虚,痰浊内阻

【主证】可由"痰热壅肺"转化而来,胸闷气短相对平稳,乏力,纳呆食少或腹胀泄泻,咳吐痰涎,舌淡,苔白或白腻,脉沉或滑。

【治法】健脾益肺,化痰止咳。

【方药】健脾消痰饮。

党参 12 g　白术 9 g　　云苓 9 g　　半夏 12 g　枳壳 9 g

桔梗 9 g　鸡内金 9 g　焦三仙各 9 g　川贝 9 g　黄芩 12 g

丹参 12 g   甘草 6 g

【加减】若咳嗽重者,可加浙贝、杏仁;若喘重者,酌加麻黄、前胡、葶苈子;兼表证者,可加银花、连翘、菊花;苔厚纳呆者,可加藿香、佩兰。

3.肺肾亏虚,痰瘀交阻

【主证】可由"痰瘀阻肺"转化而来,胸闷气短息促,动则加重,吸气不利,腰膝酸软无力,劳累后加重,面青唇紫,舌淡苔白,脉沉弱。

【治法】补肺益肾,化瘀止咳。

【方药】肺肾固本汤。

生熟地各 18 g   党参 12 g   黄芪 12 g   白术 9 g

山萸萸 9 g   五味子 9 g   枸杞子 12 g   沙参 18 g

川贝 12 g   桔梗 12 g   紫菀 9 g   冬花 9 g

丹参 12 g   当归 9 g   砂仁 9 g   鹅管石 24 g

【加减】兼痰浊壅肺,喘咳痰多者,可用苏子降气汤,或加苏子、半夏、前胡、葶苈子;若喘急、面红干咳、舌红少津者,可用生脉散;若心悸、喘咳、肢体浮肿、尿少者,可用真武汤加减;若发绀较重者,则加重活血药。

(三)危重终末期

五脏俱衰,气虚痰盛

【主证】可由慢性进展期各型转化而来,咳嗽频作,喘急气促,短气汗出,稍动即甚,心悸憋喘异常,唇甲青紫,饮食难入,神志昏蒙或烦躁,舌红或红绛,少苔或无苔,脉细弱或细数。

【治法】益气养阴救逆,祛痰开窍醒神。

【方药】三才汤加味。

人参 9 g   天门冬 60 g   生地黄 60 g   川贝母 12 g

桔梗 6 g　菖蒲 9 g

【加减】口干,舌红绛无苔干裂者,可加石斛、芦根、玉竹;伴骨蒸潮热盗汗者,可加青蒿、鳖甲,人参可改为西洋参;如发展至大汗淋漓、四肢厥逆、脉微欲绝者,急用独参汤。

第三节　间质性肺疾病中西医结合诊治篇(附病案)

一、分型诊治要点

应将本病分为急性、亚急性、慢性三类,在此基础上进行中西医结合分类治疗。

急性间质性肺疾病发病急骤,变化迅速,病情危重常常需要诊断及时、用药准确,多数患者能转危为安。它常常是病毒感染引起的,SARS、禽流感及各种不明原因急性呼吸道感染导致的ARDS 都属于这一类急性间质性肺疾病。

亚急性间质性肺疾病起病隐匿,常常反复发作且进行性加重,用药有效性难以评判。如果能准确判断、坚持长期正确用药,多数患者能带病生存。它包括特发性肺间质纤维化及各种结缔组织疾病并发的肺间质纤维化。

慢性间质性肺疾病病情迟缓,易反复发作,而每次发作,易于缓解。需制定长期治疗方案,多数患者病情可明显改善。它主要包括 COPD 及肺结核、矽肺等慢性肺疾病合并肺间质纤维化。

改变亚急性、慢性间质性肺疾病治疗理念,把患者带病生存作为治疗目标,中西医结合治疗应该以长期治疗和调养为治疗原则。

间质性肺疾病的中医诊断要点有辨疾病进展规律，辨疾病特点、分类和辨患者体质三点。间质性肺疾病的中西医结合治疗要点有急病急治，缓病慢治，治病必求于本和中西医并重，优势互补。

二、急性间质性肺疾病或间质性肺疾病急性进展期诊治的思考和实践

（一）间质性肺疾病急性进展期临床实践

1.间质性肺疾病患者特别是急剧进展的重症患者，患者憋喘、呼吸困难，常感到没有有效的治疗可以缓解。

2.发热一般是不规律的高热，临床控制非常困难。

3.诊断困难：是肺部炎症进展，还是合并感染？菌群失调？还是间质性肺炎本身的进展？

病例1：杨××，北京通县，因反复发热、呼吸困难，经治疗2个多月效果不佳。近期病情进展迅速，呼吸困难进行性加重，胸部CT示双肺炎症（图3.1），于2003年6月4日入院。

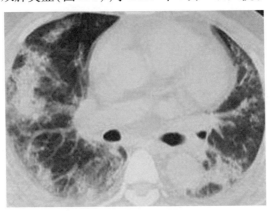

图3.1　胸部CT示双肺炎症

通过这一例患者疾病进展的分析,我们常常可以得到正确的治疗,这一类患者其实治疗及诊断并不困难,但是,我们为什么常会面临患者病情急剧进展而治疗却毫无效果的境地呢?

4.急性进展期诊治中常常出现的问题——过度治疗

(1)对于间质性肺疾病急性发病的患者,能否也考虑患者的体质状态,如营养不良、心功能不全、药物热。

(2)药物敏感的患者——常常在急重症抢救时被忽视。

(3)即便是患者体质可以承担,我们的用药是否可以尽量选取精当。

(4)急性进展期患者是否可以加用中医药治疗,尽量避免激素冲击及多种抗生素使用。

病例2:患者,女,19岁,2009年5月7日就诊,突然高热(T 39℃),阵发性剧烈咳嗽,咳甚腰痛重。阿莫仙、阿奇霉素、美罗培南静滴治疗10天,仍高热不退,肺部炎症不消。血沉110 mm/h,CRP 112 mg/L,CT:右下肺炎症(图3.2)(5月17日)。

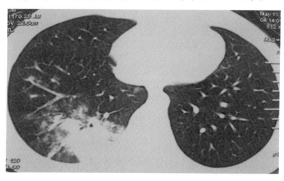

图3.2　胸部CT示右下肺炎症

5月18日给予中药:柴胡15 g　葛根24 g　苏叶12 g　黄芩12 g　生石膏30 g　金银花30 g　连翘15 g　藿香15 g　板

蓝根 30 g　枳壳 12 g　元参 24 g　清半夏 12 g　白芍 15 g　山药 24 g　羌活 12 g　芦根 30 g　薄荷 12 g　甘草 6 g　取两剂,加生姜三片,大枣五枚,水煎两次,每次开锅后煮 20 分钟(小火盖锅盖),倒一起,分 4 次或 5 次服;并用甲强龙 120 mg、丹红注射液 30 mL、心先安 90 mg 静脉给药。3 天后,患者咳嗽不那么频繁了,咽痒,咳嗽为阵发性,体温下降至 37℃左右。5 月 19 日在 37.2~37.7℃之间,20 日降至 36.5℃,精神比以前好,也想吃东西了。5 月 26 日患者家属感谢说"我女儿的病现在基本好了",胸片示"支气管炎,肺部阴影基本消失"。

这一病例提示间质性肺疾病首先要诊断明确,而其急性加重的原因,常常是感冒诱发,下面做重点分析。

判断患者是否是感冒引起间质性肺疾病病情急性加重的要点:

患者除了具有感冒的常见症状如发热、咽痛、头身痛外,有下列任何一条,都提示病情加重。

①突然感到活动时气短、呼吸困难。

②静息状态下呼吸频率加快。

③剧烈咳嗽,特别是昼夜持续地剧咳。

④高热、胸痛、全身关节疼痛伴呼吸困难。

这都是间质性肺疾病急性加重的表现,必须尽可能早期积极治疗。

(二)间质性肺疾病急性进展期及晚期患者感冒的常见治疗方法

1. 常用中成药(轻症患者,无发热及呼吸困难,仅用以下药物即可)

三九感冒灵:根据患者体质、体重不同,1~2 袋,2~3 次/d。

清开灵颗粒:1 袋,3 次/d。

肺力咳胶囊:4 粒,3 次/d。

2.中药煎剂(假如只有感冒常见症状及发热,无呼吸困难者,仅用以下中药煎剂即可)

柴胡 15 g	葛根 24 g	苏叶 12 g	黄芩 12 g
生石膏 24 g	金银花 30 g	连翘 15 g	板蓝根 24 g
元参 24 g	清半夏 12 g	菊花 12 g	桔梗 15 g
浙贝母 12 g	薄荷 12 g	竹叶 12	芦根 30 g

甘草 6 g(取 2~3 剂)

加生姜三片,大枣五枚,水煎两次,每次开锅后煮 20 分钟,(小火盖锅盖)倒一起,分 2~3 次温服。

3.静脉用药(适用于感冒、发热、呼吸困难、胸部影像学近期持续进展者)

迈清(苦参碱注射液)100 mL,静脉滴注,1 次/d。

丹红注射液 30 mL 加入 250 mL 盐水,静脉滴注,1 次/d。

4.抗生素(可以根据患者感冒时间判断使用:1~3 天内,不需要使用;3 天以上,根据肺部听诊确定,一般 5~7 天为一个疗程)

5.参芪注射液 250 mL,静脉滴注,1 次/d;不需要用抗生素或抗生素停药后使用。

三、亚急性间质性肺疾病的诊治

(一)亚急性间质性肺疾病发病的特点和规律

1.亚急性间质性肺疾病起病缓慢,常在不经意的体检中发现,或者由慢性结缔组织疾病逐渐发展而来。

2.患者没有或只有轻微的临床症状。

3.稳定期患者用药是否应该用较大剂量药物控制病情可能的进展? 毕竟患者在毫无察觉的状态下出现了弥漫的肺部损害。

病例3:宗××,女,74岁,2007年4月诊断"肺间质纤维化",一直服用中药治疗至今。期间患者可以做家务,走平路去市场买菜,在家做饭,自己来医院看病、取药。指端脉氧饱和度一直在85% ~90%之间。

因为缺氧状况的改善,患者早期有呼吸困难的改善、活动能力改善、面色改善、食欲改善、排便困难的改善等等。很多患者由于长期缺氧导致指甲色泽发黑、表面粗糙的情况,也会得到改善,指甲颜色逐渐恢复正常,这些皆可以作为观察患者病情改善的依据。

(二)亚急性间质性肺疾病糖皮质激素的应用

1.剂量

对缓慢隐匿进展(前后肺部 CT 对照观察)无显著临床症状者建议尽量不给予激素治疗,仅用中药。

对单纯中药治疗后,出现临床症状及 X 线片有进展者,建议给予甲泼尼龙4 mg/d 或泼尼松5 mg/d,早晨顿服,并按随访病情变化予以调整剂量,常常是减量、停药。

对有近期肺部炎症进展者(依据临床表现为阵咳或呼吸困难加剧,近期肺部 CT 有病变程度进展),根据病情给予甲泼尼龙片4 ~8 mg日2次或泼尼松5 ~10 mg日2次。病情较重者(平地走动即感呼吸困难)则根据病情适当加大剂量,甲泼尼龙片12 mg日2次或泼尼松15 mg日2次。

对病情严重者或 AIP、IPF 急性加重患者采用静脉冲击治疗(甲泼尼龙针 40 ~80 mg,2 ~3 次/d)。

2.疗程

原则上对病情进展及临床症状明显者开始用较大剂量,如中度或较重病情口服泼尼松 15～30 mg/d,待病情缓解后则减为维持剂量,连续用药 3 个月至半年,根据患者改善程度逐渐减药至停用。

严重患者或 IPF 急性加重(AEIPF)患者、AIP 患者静脉给药冲击治疗 5～10 天后,改甲泼尼龙片 12 mg,2～3 次/d 或泼尼松 15 mg,2～3 次/d,依据病情逐渐减至维持量。连续用药 6 个月至 1 年后,临床症状、肺功能、胸部 X 线明显改善者即可逐渐减量至停药。部分患者需要用药 2～3 年以上才能随病情改善逐渐减量至停药。

3.合并用药

(1)百令胶囊2 g,3 次/d;肺力咳胶囊1.2 g,3 次/d。自汗、气短患者加用玉屏风颗粒,3～6 g,2 次/d。

(2)中药辨证施治,中药汤剂,日一剂。

(3)假如病情需要静脉给予肾上腺糖皮质激素时,需要同时给予低分子肝素皮下注射,日一次,防止激素长期使用导致动静脉血栓形成,应注意监测患者凝血指标。

(4)钙片和抑酸剂可以预防骨质疏松、胃肠道等副作用。

(5)对于肺部炎症进展明显者,常同时用三组中草药静脉给药:清热剂(苦参碱注射液、穿心莲注射液)、活血剂(丹参粉针、川芎粉针)、益气剂(参芪扶正注射液、参麦注射液),可有效缓解患者病情的进展。

四、慢性间质性肺疾病的治疗

慢性间质性肺疾病是临床上以咳、喘、痰,活动时呼吸困难为主症,有限制性通气障碍伴弥散功能下降的一组难治性慢性肺疾病。病理改变为非特异性慢性广泛小气道阻塞引发肺泡炎、肺间质炎、伴增生性病变、弥漫性肺纤维化。最常见于慢性阻塞性肺病(COPD)并发肺间质纤维化。其次见于肺结核、尘肺、矽肺所致慢性增生性纤维化病变。

中医学对该病的认识最早的文字记载来源于《灵枢·胀论》:"肺胀者,虚满而喘咳。"经过近代中医药学者、专家考证,被普遍认为"肺胀"这一中医病名与慢阻肺病从病因病机、临床症状上都有许多一致的内容,故将"肺胀"认为是慢阻肺病的中医病名。慢性间质性肺疾患的病程长达10年以上。慢性阻塞性肺病的肺纤维化倾向已引起国人重视,有人进行了COPD合并肺纤维化的病理学研究,发现大多数COPD病例后期合并肺纤维化。杜敏捷等报告41例COPD合并肺心病尸检病例与10例非呼吸系统疾病尸检病例对照,发现41例COPD中有36例(88%)支气管各级分支、四级以下支气管周围出现程度不等的纤维组织增生,其中有11个病例累及呼吸道细支气管及肺泡壁,以Ⅲ型胶原纤维增生为主,其发生与以淋巴细胞为主的慢性炎症有关。

西医治疗:伴有低氧血症的患者给予氧疗;反复发作的患者给予营养疗法、吸入糖皮质激素、祛痰剂、支气管扩张剂。

中医治疗以辨证治疗为主。

(一)缓解期辨证治疗

1.肺肾气虚

主证:胸满、气短、动则气喘,晨起后咳吐白色泡沫状黏痰。面色晦暗或㿠白,舌淡苔白,脉沉弱。

治法:益气补肾,佐以止咳化痰。

方药:肺肾固本汤(自拟)。

生、熟地各30 g 枸杞子12 g 五味子9 g 党参12 g

黄芪12 g 桔梗12 g 砂仁9 g 鹅管石30 g

川贝母12 g 半夏12 g 陈皮9 g 甘草6 g

咳嗽重者加炙紫菀、炙冬花各9 g;近有外感引起咽干,身重者加苏叶12 g、银花30 g、连翘9 g;发绀、舌暗、有瘀斑、脉沉涩者加当归12 g、丹参12 g;伴有腹胀加厚朴9 g、大黄9 g。

方解:方中生熟地、枸杞、鹅管石补肾纳气,党参、黄芪补肺气,五味子敛肺,桔梗利肺窍,川贝、半夏、陈皮理气止咳化痰,砂仁醒脾和胃,甘草调和诸药。该方已在临床使用十余年,治疗千余例慢阻肺病患者。用于缓解期患者,对减少发作有明显的作用。我们通过肺功能、血气分析及体征、症状观察服药一个月后的患者,发现肺功能有明显改善。本方除应用于慢性间质性肺病缓解期外,还可用于哮喘缓解期,肺癌化疗辅助治疗。药性平和,无不良反应。

2. 脾肾阳虚

主证:胸闷、憋气、呼多吸少、动则气喘,冷汗自出或小便自遗,四肢不温,或下肢浮肿,舌淡苔白,脉沉弱。

治法:健脾补肾,纳气温阳。

方药:金匮肾气丸加味。

熟、生地各30 g 云苓12 g 泽泻12 g 丹皮9 g

山萸肉12 g 山药18 g 肉桂6 g 熟附子6 g

生龙牡各30 g 当归12 g 厚朴6 g 苏子12 g

伴下肢浮肿者加黄芪12 g,泽兰叶30 g,坤草30 g;伴小便自遗者加五味子9 g,补骨脂12 g,桑螵蛸9 g。

方解:取金匮肾气原方温补脾肾,纳气归元;加生龙骨、生牡蛎求镇摄之力;当归、厚朴、苏子行气、活血、化痰平喘,共奏温阳纳气平喘之功。浮肿者用黄芪、泽兰、坤草,取益气活血利水之效;小便自遗者,加五味子、补骨脂、桑螵蛸,有固精、主开合的作用。

3.气阴两虚

主证:胸闷、憋气,动则气喘,心悸,汗出,气短,舌红少苔或无苔,脉沉细。

治法:益气养阴。

方药:麦门冬饮子加味。

人参6 g   黄芪9 g   麦冬12 g   生地18 g

五味子9 g   当归9 g   川贝6 g   砂仁6 g

神疲、嗜睡者加西洋参9 g、石菖蒲6 g、郁金6 g;纳呆、腹胀者加厚朴9 g、莱菔子9 g、焦三仙各9 g;伴低热、咳痰者加黄芩6 g;端坐呼吸,咳吐痰涎量多,加葶苈子12 g。

方解:方中人参、黄芪补益心肺之气,五味子敛肺气,与生地、麦冬酸甘化阴,养阴生津,当归养血化瘀行气,川贝润肺止咳,砂仁醒脾和胃。麦门冬饮子用于"吐血久不愈,或肺气虚而短气不足以息,或肾虚发热、唾痰、皮毛枯燥",肺肾阴虚,气虚诸症。我们临床用于慢阻肺心肺功能不全患者经动脉血气分析、经皮血气分析、心电图、心肌酶谱等监测,发现本方不仅可显著改善患者临床症状、体征,且肺功能、心功能均能得到不同程度的改善。

(二)急性发作期辨证治疗

1.痰热壅肺

主证:外感风热,或外感寒邪入里化热,发热,气急,咳嗽,咳吐黄痰或白色泡沫状黏痰,量多,喘息胸闷,面红,口咽干燥,舌红苔黄腻,脉滑数。

治法:清热化痰,宣肺平喘。

方药:止咳化痰汤(自拟方)。

炙麻黄9 g　杏、桃仁各9 g　川、浙贝各9 g　瓜蒌30 g

黄芩12 g　半夏12 g　银花30 g　连翘9 g

厚朴9 g　丹参12 g　当归12 g　葶苈子12 g

生石膏30 g　芦根30 g　桔梗12 g　甘草6 g

方解:本方为麻杏石甘汤、小陷胸汤、银翘散加桃仁、丹参、当归活血化瘀,葶苈子泻肺平喘,川浙贝止咳化痰,厚朴下气平喘的大方,药味众多,对痰热壅肺,风热外感,三方合用,清热、宣肺、化痰、平喘,临床效果显著。治疗慢阻肺病急性发作期,本方是最常用的方剂,还可用于急性支气管炎、以咳嗽为主症的支气管哮喘。

2. 痰饮停肺

主证:外感风寒,或异常气味,饮食鱼虾,过咸饮食,贪食生冷引起喘憋突然加重,胸胀背寒,夜甚,咳吐痰涎、泡沫样痰,喉中痰鸣,大便不实或伴有腹胀,口中和,舌淡胖、质暗,苔黄或白腻,脉沉。

治法:温肺化饮,止咳平喘。

方药:小青龙汤加味。

炙麻黄9 g　桂枝9 g　干姜9 g　细辛9 g

五味子9 g　白芍18 g　半夏12 g　当归12 g

黄芩12 g　厚朴9 g　丹参12 g　苏子12 g

莱菔子12 g　甘草6 g

咳嗽甚者加炙紫菀9 g,炙冬花9 g;鼻塞,清涕自流者加藿香12 g,辛夷9 g;咽痒或咽部阻塞感,咳之不出,咽之不下者加射干 12 g,苏叶 12 g;口渴喜饮,咽部肿痛者加生石膏 30～45 g。

方解:小青龙汤温肺化饮,加当归、丹参活血化瘀,厚朴宽中理气,加苏子、莱菔子理气化痰,清瘀热加黄芩,全方共起温肺化饮、止咳平喘之效,切合本症患者痰瘀交阻、饮邪偏盛的特点。临床用于慢阻肺病寒饮内停所致咳喘、痰涎、背寒、胸肋胀满,口干不喜饮,或口不干,舌淡脉沉诸症,属慢性喘息型支气管炎,支气管哮喘并有慢性阻塞性肺气肿者。该方临床上治疗支气管哮喘发作期过敏性鼻炎有显著效果。在临床应用该方有三条依据:①有饮邪内聚的症状,咳喘并吐痰清涎,或有背寒、胸腹胀满,或口干不喜饮;②有饮邪内聚的体征,舌胖质暗淡,苔白腻或黄腻,脉沉,桶状胸并呼吸音减低,散在哮鸣音;③大便不实。

3. 上实下虚

主证:疲劳、外感引起反复发作,喘息、咳痰、胸闷,动则加重,腰膝酸软,咳嗽时小便自遗,畏寒、腹胀、舌暗红苔薄黄,脉细弱。

治法:清上补下。

方药:清上补下汤(自拟)。

金银花 15 g	黄芩 12 g	瓜蒌 15 g	半夏 12 g
桔梗 12 g	川贝 12 g	苏子 12 g	厚朴 9 g
当归 9 g	五味子 9 g	熟地 18 g	山药 15 g
山萸肉 12 g	泽泻 12 g	云苓 9 g	甘草 6 g

方解:金银花、黄芩清肺热,瓜蒌、半夏、桔梗、川贝、苏子、厚朴理气化痰止咳,六味地黄丸去丹皮加当归、五味子补肾、固肾气、行瘀,全方共奏清肺化痰、补固肾气之效。该方用于上实下虚的慢阻肺病有很好的临床疗效。1997 年 6 月韩国庆熙大学韩医院肺科主任郑升杞教授与山东省中医院进行学术交流时,

也介绍了他们的清上补下汤(熟地黄、山药、山茱萸、白茯苓、牡丹皮、泽泻各 3.75 g,五味子、天门冬、麦门冬、贝母、瓜蒌仁、杏仁、制半夏、枳实、桔梗各 2.625 g,黄芩、黄连、甘草各 1.875 g,水煎服)治疗支气管哮喘,临床和动物实验研究均证实有增加机体细胞和提高体液免疫,扩张因组胺、乙酰胆碱所致的豚鼠支气管平滑肌痉挛,抗炎、抑菌,改善支气管哮喘患者肺功能,使FVE1 增加等作用。我们的清上补下汤不同之处在于多了清肺热药物,这与我国患者多伴有肺热证有关。此方还用于慢性肺源性心脏病上实下虚患者,若有遗尿,服上方后仍不能改善,我们在上方基础上加入桑螵蛸 12 g、补骨脂 12 g、益智仁 9 g。

五、间质性肺疾病加重因素的思考

通过这些年对于间质性肺疾病的治疗观察,对其加重因素有如下认识。

肺组织病理活检可以确定疾病类型,因而我们常常寄希望于肺活检给出一个准确的诊断。但是肺活检常常会给患者带来极大伤害,且病理结果常不会给我们明确的诊断。结果就是目前大家不再积极主张肺活检。

造成病情不稳定的因素持续存在,这常常是患者进行性加重的原因,如患者存在比较严重的恐惧心理因素;激素冲击或免疫抑制剂的治疗;生存的周围长期存在一些致敏的因素;过度疲劳;不良生活习惯;长期服用药物及食物影响肺部炎症的控制,甚至导致炎症的发生;病毒感染引起肺部炎症加重;多种大剂量抗生素长期应用导致菌群失调;过度用氧,特别是高浓度氧;并发症影响,如糖尿病致肺部血管炎;摄入热量不足等。

摄入热量不足的原因有:药物性机体能量消耗增加,胃肠道消化吸收功能障碍,机体分解代谢的增加,摄入减少,以及其他因素如适应调节机制、抑郁、吸烟、缺乏营养知识等。

有人给予门诊营养不良的 COPD 患者适量的热能、蛋白质支持后,患者体重平均增加 2.4 kg,握力平均增加 5.5 kg,呼气肌力平均增加 14.9 cmH_2O,6 min 步行距离平均增加 429 m,吸气肌力平均增加 11.4 cmH_2O。而我们通过中医药治疗,亦有相同的效果,这是对中医"治病必求于本"原则的一种理解。

中医药食疗方法亦有一些益处。如取家养母鸡一只去其内脏,加黄芪、冬虫夏草(或百令胶囊)、党参、砂仁各 30 g,文火煮烂,食鸡喝汤,冬至之后每九天一只。再如痰不易咳出者,清晨一枚新鲜鸡蛋,10 g 核桃仁,香油、蜂蜜各一小勺冲服。而长期用药可以选择口服玉屏风颗粒。

六、关于糖皮质激素应用的思考

(一)间质性肺疾病急性进展期糖皮质激素应用的利弊

在间质性肺炎患者急性进展阶段,激素的正确使用常常会使患者转危为安。但也常常会有很多例外,我认为有以下几种情况应该尽量不用。假如正在使用中,要迅速停止大量静脉使用激素(最好是尽快、尽早减量)才会使患者病情得到控制。

(1)慢性间质性肺疾病急性发作阶段,不易过久过度应用。

(2)亚急性间质性肺疾病反复发作,特别是处于相对稳定的患者,如结缔组织疾病并发间质性肺炎。

(3)老年人,体质差、进食热量少的患者。

(4)并发症多,如高血压、冠心病、糖尿病等。

病例 4:患者苗××,病案号 170329,女,67 岁,因"胸闷憋喘一个半月"由门诊以特发性肺间质纤维化于 2011 年 1 月 13

日收入我病区。

现病史：患者入院前 40 余天因受凉出现发热（体温最高 38.9℃），伴胸闷憋气、乏力，活动后气促明显，无咳痰，无咯血，求诊于当地门诊以感冒予以抗生素（具体不详）治疗，病情缓解，体温渐降至 37℃ 左右，但胸闷憋气进行性加重。后求诊于山东省胸科医院，行胸部 CT 检查示肺间质纤维化、肺部炎症。遂于 2010 年 12 月 20 日至 2011 年 1 月 13 日于山东某省级医院住院给予抗感染、抗炎等治疗：甲强龙 500 mg 静滴 qd；连用 3 天后改为 40 mg bid，连用 15 天；环磷酰胺 0.2 g 静滴 qod，连用 11 天后改 biw 连用 12 天。至 2011 年 1 月 13 日，患者临床症状改善不明显，为求中西医结合治疗入住我病区。

入院症见：患者胸闷憋喘动则加重，不能耐受任何轻微活动，面罩吸氧（氧流量 10 L/min），平静情况下指端氧饱和度为 80%～90%，轻微咳嗽氧饱和度即可下降至 60%～79%，伴咳嗽痰少，乏力汗多，纳眠差，无发热，无胸痛，无咯血，二便正常。

既往史：患者 1 年前因面部白斑于我院以白癜风给予中成药口服（具体不详），外用"复方卡力孜然酊"治疗 8 个月；12 年前有关节炎病史，已治愈。否认传染病史，否认过敏史，长期从事教师工作，已退休 29 年。

体格检查：T 36.6℃，P 95 次/min，R 29 次/min，

BP 113/80 mmHg。

老年女性，营养中等，精神萎靡，被动卧位，口唇发绀，双肺闻及爆裂音，双下肺明显，心率 95 次/min，律整，各瓣膜听诊区未闻及病理性杂音，双下肢无浮肿。

辅助检查：胸部 CT 示间质性肺炎、左下肺钙化灶。心脏彩超示三尖瓣轻度反流、肺动脉瓣轻度反流，肺动脉高压（轻度）。

PANCA:1.37 U/L,CANCA:0.77 U/L。

中医诊断:肺痿。

西医诊断:特发性肺间质纤维化。

诊疗经过:1月13日入院后给予中医内科护理常规一级护理,持续面罩吸氧,持续心电监测。甲强龙40 mg静滴bid,环磷酰胺0.2 g静滴qod,奥美拉唑40 mg静滴qd,低分子肝素5 000 U皮下注射qd,苦参碱注射液200 mL静滴qd,丹参粉针0.8 g静滴qd,参芪扶正注射液250 mL静滴qd。

1月18日患者胸闷憋喘明显减轻,可从事自行穿衣等轻微活动,静息状态鼻导管吸氧,流量5 L/min,氧饱和度维持90%以上,故停持续面罩吸氧改鼻导管吸氧,停持续心电监护,停环磷酰胺改甲强龙20 mg静滴bid,继用苦参碱、丹参粉针、参芪扶正注射液,患者病情逐渐减轻。

1月25日患者在鼻导管吸氧情况下可从事自行站立等轻微活动,精神食欲明显改善,双肺底仍可闻及爆裂音。停甲强龙改口服美卓乐12 mg bid,停苦参碱改用鑫贝科200 U静滴qd,继用丹参粉针、参芪扶正注射液。

2月9日病情继续减轻,可绕床行走10 m左右,故停病重医嘱,改二级护理,美卓乐减量为8mg bid,停鑫贝科,继用苦参碱、丹参粉针、参芪扶正注射液。

3月8日患者常规出院,出院时患者胸闷憋气活动后加重,不吸氧情况下可独立行走30 m左右,偶咳痰少,乏力汗多,无发热,无咯血,纳眠可,二便调。双肺底闻及少许爆裂音。

3月20日后,每天夜里基本不吸氧,白天吸氧3 L/min,在安静端坐的情况下,血氧饱和度一般在90%以上,心率在100次/min左右。纳可,睡眠好,大小便正常。每天在阳台晒太阳,活动量适中但比较有规律,心情开朗,活动范围仅限于室内。每天一剂汤药,给予美卓乐(甲泼尼龙片)4 mg bid,百令胶囊2 g tid,肺力咳胶囊4 粒 tid,桉柠蒎肠溶软胶囊1 粒 qd,欣康0.5 粒 bid,泌特1 粒 bid,奥美拉唑20 mg bid,拜阿司匹林0.1 g qd,以及安素、钙片等药物。

2012 年5 月2 日患者状况基本恢复至正常人状态,可以爬4 楼,做日常家务。美卓乐(甲泼尼龙片)4 mg qd,百令胶囊2 g tid,肺力咳胶囊4 粒 tid,桉柠蒎肠溶软胶囊1 粒 qd。

此病例从大剂量使用激素迅速撤减,使患者病情得以控制,目前该患者已经康复。此例的激素应用值得我们思考。

(二)急性、亚急性、慢性间质性肺疾病糖皮质激素的应用

"急则治其标,缓则治其本""急病急治,慢病慢治",这常常是针对糖皮质激素用药途径、剂量和疗程的应用原则。

应用原则是尽最大的可能不破坏患者的自我调整机制。

我们认为这一类患者以老年人、中年女性为主的原因,大多是自我调整机制的衰弱、破坏。特别是肾上腺素轴的正常状态的损害,常常是慢性炎症加重的重要因素。而大剂量糖皮质激素冲击治疗,恰恰进一步破坏了患者的自我调整机制,同时又是迅速导致患者自身的肾上腺皮质功能衰竭的诱发因素。因此,慎用冲击疗法,在重症患者中采用中西医结合治疗、多种药物小剂量配合使用,常常是使患者病情逐渐稳定的关键。

治疗用药要根据患者病情轻重缓急。如类风湿性关节炎的急性进展期可以用大剂量激素控制;如果患者病情在相对稳定的阶段,大剂量激素冲击治疗常常会有相反的效果。

间质性肺疾病的治疗也是这样,一定要有轻重缓急之分。这一点对挽救患者的生命是很重要的。大多数患者都处于慢性

进展的病情稳定的过程,这时患者的自我调整机制是否存在常常决定患者能否存活,重症患者表现为肾上腺皮质功能衰弱和机体应激功能不全。

(三)糖皮质激素治疗对于慢性间质性肺疾病来说,能不用就不用(包括吸入激素)

"切忌慢病急治"。慢性疾病通过积极治疗,常和我们的意愿相反。而慢病慢治,就是慢性病要用慢性调理的方法治疗。慢阻肺并肺间质纤维化,可以长期服用玉屏风颗粒、六君子丸等补益肺气,对减少患者反复感冒,提高患者肾上腺皮质激素水平,增加患者的抗病能力,减少疾病发作次数,有很好的临床作用。

(四)肾上腺皮质激素治疗肺间质纤维化的中西医优化问题

对病情变化较快,气急、胸闷、呼吸困难进行性发展的患者,一旦确定诊断必须尽早予以肾上腺皮质激素治疗,这对于提高患者的生存率非常重要,这是因为其肺泡炎症一旦发展为纤维化即很难治疗,而且目前尚未发现像肾上腺皮质激素一样能有效控制肺泡炎的中药。应用激素要足量、足疗程,不要轻易减量及停药,这一点十分重要,盲目减量会增加治疗难度。中医治疗的作用主要在于有效地减少肾上腺皮质激素的副作用。副作用常见为使用激素后血黏度增加,糖代谢异常,脂肪积聚等。处理方法是同时应用低分子肝素5 000单位皮下注射,1次/d。加用中药静脉滴注丹参、红花注射液,或口服复方丹参片、冠心苏合胶囊及中药红花、桃仁、赤芍、生地等。另外,使用激素后最常见的副作用就是肺部感染,因此需加强预防,如每日定期紫外线照射房间,注意饮食起居等,防病于未然,一有感冒症状及时给予银柴散或抗生素。

长期服用激素者,胃肠道反应较多,特别是有溃疡者,故口服激素时即应嘱咐患者在饭后服药,并同时服用止酸剂,如中药浙贝、瓦楞子、海螵蛸等均有制酸作用。另外,加用补肾药物如百令胶囊、六味地黄丸、金匮肾气丸,可使长期服用者在激素减量时依赖性较少,"戒断症状"较轻,这可能与这些中药保护自身肾上腺皮质激素的分泌有关。同时,加用中药也应从增加药物疗效上考虑,如使用活血化瘀中药对瘢痕组织有修复作用。在肺纤维化治疗过程中,活血化瘀药物会增加血运使肾上腺皮质激素"直达病所"。软坚散结、活血化瘀药物的长期应用,对目前尚无治疗方法的已经发生纤维化的组织,将会起到较好的治疗作用。

用糖皮质激素及免疫抑制剂等副作用较大,且许多治疗本病的药物又可致肺纤维化,如环磷酰胺、青霉胺等。单纯用中药治疗本病也有较明显的效果,病情轻且稳定的患者亦可以考虑单纯中医治疗。

七、间质性肺疾病抗生素应用的思考

抗生素在间质性肺疾病进展过程中被经常使用,但有时会出现菌群失调,导致病情加重。以下情况抗生素的使用疗程应该有严格的控制:①晚期重症患者;②体质衰弱的慢性反复发作的患者;③高龄及有多种并发症的患者。

病例5:72岁男性,发热,咳脓痰量多,喘息,动则加重,经抗生素联合治疗10天后,脉滑数,舌红绛,苔黄微腻。痰培养:绿脓杆菌。

中医诊断:喘证(气虚血瘀,痰饮内聚)。

西医诊断:间质性肺炎、胸腔积液、心肺功能不全。

治疗:停用抗生素,给予百令胶囊 2 g tid,肺力咳胶囊 4 粒 tid,吉诺通 1 粒 tid。中药日一剂:

党参 12 g	黄芪 18 g	白术 12 g	黄连 6 g
川芎 9 g	葛根 9 g	川贝母 9 g	蒲公英 15 g
云苓 15 g	瓜蒌 12 g	当归 9 g	桔梗 12 g
薏苡仁 30 g	芡实 24 g	山药 24 g	芦根 15 g
枳壳 12 g	浙贝母 12 g	砂仁 6 g	甘草 6 g
生姜 3 片	大枣 5 枚		

20 天后患者胸水消失,肺部炎症减轻,肥大的心脏缩小,症状明显好转。治疗前后胸部 CT 见图 3.3。

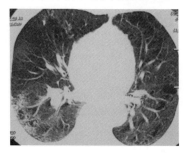 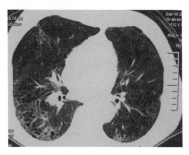

A.治疗前   B.治疗后

图 3.3 治疗前后胸部 CT 影像

八、关于间质性肺疾病的氧疗

只有缺氧的患者才需要氧疗,目前氧疗的方法是通过增加吸入空气中的氧浓度来纠正患者缺氧状态。确定吸氧浓度的原则是:在保证机体缺氧状况迅速改善的前提下,尽量降低吸氧浓度。

　　在采取氧疗的同时,针对不同的病因采取适当的治疗措施非常重要,也常常是改善机体缺氧的根本方法。缺氧的实验室诊断标准是在海平面标准大气压、静息状态、呼吸室内空气条件下,动脉血气分析动脉血氧分压(PaO_2)减低。另外,经皮血氧饱和度减低亦有参考价值。

　　缺氧的表现主要是呼吸困难、发绀和多器官功能障碍。缺氧的呼吸困难多表现为正常活动(如平地行走)时呼吸频率增快。发绀常常是缺氧的标志性表现,常在口唇、指甲出现发绀。应该注意的是,因发绀的程度与还原型血红蛋白含量相关,所以红细胞增多者发绀更明显,贫血者则发绀不明显或不出现。

　　很多器官功能障碍具体表现为:神经系统急性缺氧,可出现精神错乱、躁狂、昏迷、抽搐等症状,慢性缺氧则以记忆力减退、反应迟钝等表现为主;循环系统的缺氧多表现为心动过速。

　　严重低氧血症、酸中毒可引起心肌损害,还可引起周围循环衰竭、血压下降、心律失常、心搏停止。缺氧常常对肝、肾功能有影响,可出现谷丙转氨酶与血浆尿素氮升高,个别病例小便中可出现蛋白、红细胞和管型。胃肠道黏膜缺氧引起黏膜充血水肿、糜烂渗血或应激性溃疡,引起上消化道出血。

　　所有缺氧的疾病均需氧疗,目前主要方法是通过增加吸入氧浓度来纠正患者缺氧状态。首先对缺氧患者正确诊断,然后及时采取针对性治疗手段。氧疗的同时要适当给予祛痰药以使患者排出气道分泌物,还要坚持服用中药以减轻气道慢性非特异性炎症,以保持呼吸道通畅,减小呼吸阻力,减少呼吸功的消耗。

　　如前所述,确定吸氧浓度的原则是:在保证机体缺氧状况迅速改善的前提下,尽量降低吸氧浓度。特别是慢性缺氧往往需要低浓度给氧,如 COPD、肺结核、肺间质纤维化、尘肺,以及胸廓和神经肌肉病变如胸部手术、外伤、广泛胸膜增厚、胸廓畸形、脊髓侧索硬化症等。COPD 是慢性缺氧常见的呼吸系统疾病,氧疗时需特别注意低浓度吸氧,因为患者呼吸中枢的化学感受器对二氧化碳反应性差,呼吸运动主要靠低氧血症对颈动脉、主动脉化学感受器的刺激来维持。若吸入高浓度氧,使血氧迅速上升,解除了低氧对外周化学感受器的刺激,便会抑制患者呼吸,造成二氧化碳潴留。

对氧疗装置的选择多采取鼻导管,主要优点为简单、方便,不影响患者咳痰、进食,缺点为氧浓度不恒定,易受患者呼吸的影响,高流量时对局部黏膜有刺激,一般氧流量不能大于 7 L/min。另外还有面罩供氧,主要包括简单面罩、带储气囊无重复呼吸面罩和文丘里(Venturi)面罩,主要优点为吸氧浓度相对稳定,可按需调节,对鼻黏膜刺激小,缺点是常会影响患者咳痰、进食。

吸入氧浓度与氧流量的关系:吸入氧浓度(%) = 21 + 4 × 氧流量(L/min)。

对慢阻肺、镇静催眠药过量等缺氧患者要采取增加分钟通气量的治疗方法,就是及时地使用呼吸兴奋剂改善呼吸中枢抑制状况,但对肺炎、肺水肿、弥漫性肺纤维化等病变引起的以肺换气功能障碍为主所导致的缺氧患者不宜使用。当机体出现严重缺氧时,则需要以人工辅助通气装置(呼吸机)来改善通气和(或)换气功能,即机械通气。

如前所述,引起机体缺氧的疾病多种多样,在采取氧疗的同时,针对不同的病因采取适当的治疗措施非常重要,也是治疗机体缺氧的根本所在。

第四节　中药、中成药、静脉用药多方位立体治疗方法

一、主要经验用方

（一）加味参苏饮

党参、北沙参、紫苏叶、枳壳、半夏、桔梗、金银花、葛根、连翘、蝉蜕、薄荷、芦根、浙贝母、前胡、厚朴、苍术、甘草。适用于气虚风热外感。患者大多长期过度疲劳、饮食不规律，表现为肺气亏虚易汗出，脾胃虚弱伴有肠鸣、腹泻。益气固表、健脾和胃用参苏加味饮加减。

若表虚自汗，易感风邪者，可用玉屏风散加减。情绪长期紧张、睡眠不足，属阴亏内热体质。但感冒属于表症，用药不宜过于滋腻。故以上方为基础，加入滋补脾胃阴亏的药物，此方法在蒲辅周及刘惠民医案中都可以见到。若高热持续不退，可加柴胡、葛根、生石膏；若头胀痛较甚者，加菊花、桑叶；时行热毒症状明显，配双花、黄芩、公英；若舌苔较厚、纳呆，可加藿香；少汗、咳逆气急，憋喘严重，加麻黄、细辛；有瘀象，唇甲发绀，加丹参、川芎、当归。

（二）止咳化痰汤

炙麻黄、杏仁、桃仁、川贝、浙贝、瓜蒌、黄芩、银花、连翘、厚朴、前胡、桔梗、半夏、丹参、芦根、苏叶、甘草。兼胸脘痞满者，可加薤白；咽痛、咽部红肿，可加僵蚕、蝉衣、射干；如伴高热者，可加葛根、柴胡或羚羊粉冲服。本方为麻杏石甘汤、小陷胸汤、银翘散加桃仁、丹参、当归活血化瘀，川贝、浙贝止咳化痰，厚朴下气平喘的大方，药味众多，三方合用，清热、宣肺、化痰、平喘，

临床效果显著。

适用于治疗慢阻肺病急性发作期,还可用于急性支气管炎、以咳嗽为主症的支气管哮喘、肺纤维化、支气管扩张等。

(三)健脾消痰饮

党参、白术、云苓、半夏、枳壳、桔梗、鸡内金、焦三仙、川贝、黄芩、丹参、甘草。取香砂六君子加莱菔子、厚朴、焦神曲、焦麦芽为治,此为脾虚痰阻为主者。若咳嗽重者,可加浙贝、杏仁;若喘重者,酌加麻黄、前胡、葶苈子;兼表证者,可加银花、连翘、菊花;苔厚、纳呆者,可加藿香、佩兰。若干咳无痰,或有咽干口渴,唇干舌燥,酌加北沙参、麦冬。

也适用于符合此症的慢性咳嗽、哮喘、慢阻肺缓解期、肺纤维化稳定期。

(四)加味麦门冬饮子

西洋参、人参(单炖)、天门冬、生地黄、川贝母、桔梗、五味子、砂仁、当归。伴咳嗽气急者,可加沙参、浙贝、瓜蒌;胃脘疼痛、干呕者,可加香附、焦山栀、苏叶。麦门冬饮子用于"吐血久不愈,或肺气虚而短气不足以息,或肾虚发热、唾痰、皮毛枯燥",肺肾阴虚,气虚诸症。

我们临床用于心肺病晚期重症患者,胸闷、憋气,动则气喘、心悸、汗出、气短,舌红少苔或无苔,脉沉细。

二、常用口服中成药

(一)百令胶囊

公元 780 年,西藏的《藏本草》《珍宝药物形态识别》《药味:铁》《甘露宝库》等首次记载了冬虫夏草的药学功效。传入中原后,因物稀、珍贵,开始仅为宫中的御药,后才流入民间。清《本草备要》:"冬虫夏草,甘平,保肺益肾,止血化痰,止劳嗽,四川嘉定府所产者佳。冬在土中……至夏……则连身化为草。"浙江海盐名医吴仪洛著《本草从新》称虫草"保肺益肾、止血化痰、止劳嗽"。1765年(乾隆30年),浙江钱塘赵学敏著《本草纲目拾遗》,称虫草治"膈症、蛊胀",记载"以酒浸数枝啖之,治腰膝间痛楚,有益肾之功"。谓"土人以炖鸭食指大补""宜老人""治病后虚损",附有炖老鸭法:"虫草3~5枝,老鸭1只,去肚杂,将鸭头劈开,纳药于中,以伐紫好,加酱酒如常,蒸烘食之,其药气能从头中直贯鸭全身。久病后调弄,及虚损人,每服一鸭,可抵人参一两。"

1.主要成分　虫草菌丝体干粉(虫草酸、甘露醇、甾体以及19种氨基酸)。有提高机体免疫,升高白细胞,降低血脂,消除疲劳,抗炎,抗肿瘤等作用。

2.功能主治　补肺肾,益精气。用于肺肾两虚引起的咳嗽、气喘、腰背酸痛,以及慢性支气管炎的辅助治疗。我们临床也用于COPD合并肺间质纤维化,肺结核、尘肺、矽肺所致慢性增生性纤维化病变。

3.禁忌　凡阴虚火旺,血分有热,胃火炽盛,肺有痰热,外感热病者禁用。

4.虫草菌粉(百令胶囊)现代研究进展　百令胶囊的菌种是冬虫夏草的菌种——蝙蝠蛾多毛孢菌。分离选育多毛孢菌,水解液培养基(15℃,45天),菌丝体—过滤—干燥—粉碎为超细粉—装囊。百令胶囊选用的菌种是真正的冬虫夏草菌,生物学性质与天然虫草完全一致。

5.作用与功效

(1)免疫调节作用　百令胶囊含有丰富的氨基酸、核苷酸、虫草酸、虫草多糖等物质,能纠正氨基酸、蛋白质和脂质代谢紊乱,进而促进蛋白质合成,具有提高机体细胞免疫力的功效。百令胶囊应用于肾炎、肾病综合征及肾移植患者,能提高患者细胞免疫功能,减轻免疫抑制剂毒副作用,提高移植物存活率。

(2)抗氧化作用　百令胶囊的抗氧化作用在病毒性肝炎已经有了初步探讨,其机制可能是通过激活单核巨噬细胞,T、B 淋巴细胞和 NK 细胞,减少 LPO 的产生,改善 SOD 及 GSH－PX 活性,从而阻止自由基和脂质过氧化的损伤。

(3)抗纤维化作用　近几年来,百令胶囊对纤维化疾病的干预作用是学者们研究的热点,目前主要集中于百令胶囊对顺铂诱导的肾损伤、腺嘌呤诱导的肾小管间质纤维化、马兜铃酸诱导的肾小管间质纤维化等动物模型的研究。王少杰等研究百令胶囊对博来霉素所致肺纤维化小鼠作用,虫草菌液干预组与模型组比较,肺泡炎、纤维化程度均有改善,其中人工冬虫夏草菌组改善最明显。可以推测,人工冬虫夏草菌液可以在某种程度上减轻 BLM 诱导的肺泡炎及肺纤维化程度,对肺纤维化有一定预防作用。

(4)保护肾功能　天然冬虫夏草是肾内科临床应用较广的单味中草药,具有多种护肾功能,包括减少尿蛋白,减轻细胞溶酶体损伤,减轻细胞脂质过氧化损伤,保护肾小管细胞 Na^+－K^+－ATP 酶,促进肾小管细胞增殖及细胞修复,抑制肾小球的代偿性肥大。百令胶囊对肾功能的保护作用也得到较多研究证实。

(5)辅助治疗肿瘤　周荣耀等报道,百令胶囊在改善胃肠肿瘤患者气阴两虚证候,提高和调节免疫功能等方面明显优于其他对症治疗药物,证明百令胶囊能明显有效地抑制肿瘤细胞生长,增强放疗后的耐受性,减轻化疗的毒性。百令胶囊辅助治疗肿瘤的活性成分可能包括多肽或蛋白质、核苷类衍生物、多糖类等。

(6)抗炎作用　百令胶囊对致敏大鼠肺灌洗液中嗜酸性粒细胞增多有明显抑制作用,能降低 COPD 大鼠 BALF 中 IL-2 水平及 IL-2/IL-4,纠正 TH1/TH2 失衡,降低稳定期 COPD 患者血清 TNF-α,IL-8,GM-CSF 的水平。炎症因子在各种疾病的发病机制中占有重要作用,因此,百令胶囊的抗炎作用可广泛应用于多种疾病的治疗。

(二)肺力咳胶囊

1. 主要成分　梧桐根、红花龙胆、红管药、前胡、百部、黄芩。

2. 功效　止咳平喘,清热解毒,降气祛痰。用于咳喘痰多以及慢性支气管炎见上述症状者。临床常用于肺间质纤维化、哮喘、慢阻肺、肺部炎症、慢性咳嗽等。

3. 药理作用

(1)梧桐根(梧桐科植物细叶梧桐的根)

强力对抗乙酰胆碱、组织胺所致的支气管痉挛,松弛支气管平滑肌,使支气管舒张而止喘和增强呼吸功能;利水消肿,消除呼吸道黏膜的充血与水肿;有降压及安神镇静作用。

(2)红花龙胆(龙胆科植物红花龙胆的全草)

解除乙酰胆碱、组织胺所致的支气管痉挛性收缩,从而止喘和增强呼吸功能;抑制变态反应,抗过敏;广谱抗菌、抗病毒。

(3)红管药(菊科植物三脉紫菀的全草)

抑制咳嗽反射而镇咳;减少痰液分泌以降低咳嗽反射而镇咳;增强支气管纤毛运动,促使痰液排出。

（4）前胡（伞形科植物紫花前胡的根）

溶解黏痰，增强支气管纤毛运动，促使痰液排出，松弛支气管平滑肌以止喘和增强呼吸功能；抗真菌、抗病毒、对抗呼吸道感染。

（5）百部（百部科植物对叶百部的块根）

抑制咳嗽反射而镇咳，对抗乙酰胆碱及组织胺所致的支气管平滑肌痉挛，从而止喘和增强呼吸功能；杀灭和抑制多种致病菌，抗感染及消炎；利水消肿，消除呼吸道黏膜的充血与水肿。

（6）黄芩（唇形科植物西南黄芩的根）

对多种革兰阳性菌及阴性菌有抑制作用，用于呼吸道感染及炎症。

（三）桉柠蒎（切诺）或吉诺通

1. 桉柠蒎主要成分　本品由桃金娘科桉属、芸香科桔属及松科松属植物的提取物组成。主要成分为桉油精、柠檬烯及 α−蒎烯。

吉诺通为桃金娘科树叶标准提取物（杜鹃科植物满山红），别名：标准桃金娘油，桃金娘烯醇，强力稀化黏素。

2. 功效主治　通过促溶、调节分泌及主动促排作用，使黏液易于排出。

3. 适应证　急慢性鼻窦炎和支气管炎，也适用于支气管扩张、慢性阻塞性肺疾病、肺部真菌感染、肺结核、矽肺，可在支气管造影术后使用，以利于造影剂的排出。

4. 药理作用

标准桃金娘油可重建上、下呼吸道的黏液纤毛清除系统的清除功能，从而稀化和碱化黏液，增强黏液纤毛运动，黏液移动速度显著增加，促进痰液排出。此外，标准桃金娘油具有抗炎作用,能通过减轻支气管黏膜肿胀而起到舒张支气管的作用。标准桃金娘油对细菌和真菌亦具有杀菌作用。本品能消除呼吸时的恶臭气味,令呼吸有清新感受。经持久用药后,呼吸道的慢性炎症可改善或治愈。服用本品后排痰次数会增加。本品的剂型为口服肠溶胶囊,到达小肠后胶囊内药物才被释放。即使是有胃病史的患者亦能良好耐受。本品不含糖,因而可用于糖尿病患者。

(四)清开灵软胶囊(颗粒)

1.主要成分 胆酸、珍珠母、猪去氧胆酸、栀子、牛角、板蓝根、黄芩、金银花。

2.功能主治 清热解毒,镇惊安神。用于外感风热时毒、火毒内盛所致高热不退、烦躁不安、咽喉肿痛、舌质红绛、苔黄、脉数;上呼吸道感染,病毒性感冒,急性扁桃体炎,急性咽炎,急性气管炎,高热等症属上述证候者。

3.药物功效 胆酸、猪去氧胆酸清热解毒、镇心止惊、利痰开窍;水牛角可缩短凝血时间并增加淋巴细胞、白细胞及血小板数量,有强心、镇静、解热作用;黄芩性味苦寒,能泻胆、肺之实火,兼除湿热而又不入心经,能抑制细菌和病毒;金银花性甘寒,有清热解毒功能;栀子性苦寒,可泻三焦之火,有刺激胆汁分泌功效,解毒清热利湿,凉血散瘀,利胆去黄;板蓝根清热解毒,凉血抗病毒;珍珠母定惊安神。

(五)十味龙胆花颗粒

1.成分 龙胆花、烈香杜鹃、甘草、矮紫堇、川贝母、小檗皮、鸡蛋参、螃蟹甲、藏木香、马尿泡。

2.功能主治 清热化痰,止咳平喘。用于痰热壅肺所致的咳嗽、喘鸣、痰黄,或兼发热、流涕、咽痛、口渴、尿黄、便干。

（六）金荞麦片

清热解毒，排脓祛瘀，祛痰止咳平喘。用于急性肺脓肿、急慢性气管炎、喘息型慢性气管炎、支气管哮喘及细菌性痢疾。症见咳吐腥臭脓血痰或咳嗽痰多，喘息痰鸣及大便泻下赤白脓血。

三、常用静脉中成药

（一）迈清注射液（苦参碱）

苦参是我国的传统药物之一，在我国据文字记载已有两千多年的历史。《本草纲目》曰：苦参，苦寒，无毒，主治心、腹结气，癥瘕积聚，黄疸，溺有余沥。逐水，补中明目，养肝胆气，清热解毒，祛风燥湿，杀虫、治虫，治皮肌烦躁生疮，肠风、泻血并热痢。

苦参碱是豆科槐属植物苦参的活性成分。近年来对苦参碱、氧化苦参碱的药理和临床研究发现其具有抗炎、抗病毒、抗肝纤维化、抗肿瘤、免疫调节功能，对中枢神经系统有镇静、镇痛、解热降温作用以及强心、降压、抗心律失常等多种药理作用。动物体内研究证实苦参碱的抗炎、抗变态反应作用不依赖于垂体—肾上腺皮质系统，主要与其抑制白细胞游走、稳定溶酶体膜、促进自由基清除、抑制组胺和淋巴因子等炎性介质的合成或释放及致炎活性有关。各种类型苦参碱制剂的研究开发已被广泛用于临床。

1. 抗纤维化作用

苦参碱通过保护肝细胞，抑制单核巨噬细胞、库普弗细胞分泌细胞因子，抑制 HSC 的活化、增殖，明显降低 LN，HA，PC Ⅲ，Ⅳ－C 水平，从而起到防治肝纤维化作用。最近的研究表明，苦参碱能明显抑制成纤维细胞增殖及 TGF-β 的表达,并呈剂量依赖性。此外,苦参碱尚有类似糖皮质激素样抗炎作用,能稳定细胞膜。

2. 抗肿瘤的作用

从分子水平上来说,肿瘤的形成是由多种基因共同参与调控的。苦参碱在抑制肿瘤细胞增殖、诱导凋亡的过程中,可影响多种癌基因及抑癌基因的表达。RIZ1 基因是一种抑癌基因,在人类多种癌细胞中呈低表达状态,其低表达与 RIZ1 的启动子甲基化有关。甲基化转移酶抑制剂 5 - Aza - CdR 作用于 K562 细胞后,RIZ1 重新表达。苦参碱使 RIZ1 基因启动子去甲基化从而诱导抑癌基因 RIZ1 表达,表现出对白血病 K562 细胞的抑制作用。采用 SYBR 绿色荧光染料 I 实时荧光定量 RT - PCR 检测发现,苦参碱能够抑制原癌基因 MYCN mRNA 的表达,从而抑制神经母细胞 LA - N - 5 细胞增殖。苦参碱还分别因抑制原癌基因 c - myc 及促进抑癌基因 CC10 mRNA 的表达而对人胶质瘤 U251 细胞具有显著的抑制作用,诱导肺癌 A549 细胞的凋亡。

3. 抗炎作用

苦参碱是有激素样作用而无激素副作用的强力抗炎药。苦参碱及氧化苦参碱等苦豆子生物碱对白三烯具有明显的抑制作用,并呈良好的量效关系;抑制 TNF - a、IL - 1、IL - 6 等炎性因子介导的免疫性肝损伤;显著减轻哮喘小鼠气道及肺组织中嗜酸性细胞的浸润,显著抑制哮喘小鼠肺组织中 IL - 4 mRNA 的表达水平;降低实验性结肠炎大鼠血清中 TNF、IL - 6 的水平,减弱炎症结肠黏膜内核因子及细胞内黏附分子的表达,从而对实验性结肠炎具有一定的疗效;明显抑制组胺,前列腺素 2、5 -

羟色胺等炎性介质释放;降低毛细血管通透性,抑制肉芽组织增生;直接抑制致炎性损伤酶磷脂酶 A2。以上各种研究表明苦参碱可抑制炎症过程的各个阶段,对多种炎性介质均有不同程度的抑制作用。

4. 免疫调节作用

苦参碱及氧化苦参碱可表现出一定的免疫调节作用。氧化苦参碱可使低反应性的人扁桃体淋巴细胞增殖能力提高,对高反应性的人扁桃体淋巴细胞及正常小鼠脾细胞增殖则表现为抑制作用。

5. 苦参碱应用于肺纤维化的研究

肺纤维化是一种严重的肺部疾病,在肺纤维化发展过程中大量成纤维细胞聚集和细胞外基质(ECM)过量沉积,而复杂的细胞因子网络调控失衡,致胶原代谢失衡是其主要的发病机制。其中,转化生长因子 β_1(TGF - β_1)、结缔组织生长因子(CT - GF)在其细胞因子网络调控失衡中起着较为关键的作用。近年来 γ 干扰素(IFN - γ)已成为国内外抗纤维化药物研究的一个热点,它能抑制成纤维 IFN - γ 细胞的增殖,抑制胶原的合成,拮抗 TGF - β 的促纤维化效应。而国内研究证实苦参碱在抗肝脏、肾脏纤维化中有一定的疗效,但有关其对肺纤维化作用的报道很少。临床专家认为苦参碱对肺纤维化的作用机制可能是通过抑制 TGF - β_1 和 CT - GF 的表达来减少 I 型胶原及 III 型胶原的生成,这还有待于我们进一步的临床实验论证。

(二)参芪扶正注射液

1. 主要成分　党参、黄芪。

2. 功能主治　益气扶正。用于气虚证肺癌、胃癌的辅助治疗。与化疗合用有助于提高疗效、保护血细胞。提高气虚患者免疫功能、改善气虚症状及生存质量。

3.药效药理研究 参芪扶正注射液广泛应用于临床获得较好疗效。药理研究发现,参芪扶正液对心脏、肾脏均有保护作用,并可以对抗肿瘤药物毒性。临床应用治疗冠心病、心绞痛、心力衰竭,改善肿瘤患者、肝硬化患者的免疫功能,对骨髓造血功能有较好的保护作用,特别是可减少白细胞下降,提高肿瘤患者的生存质量,减轻患者的痛苦。在治疗肺病的临床研究方面,朱氏探讨参芪扶正注射液对老年慢性肺心病急性加重期免疫功能的影响。方法:60 例患者在抗炎、平喘、止咳和吸氧等常规治疗基础上加用参芪扶正注射液静滴,在用药前后取静脉血测定 T 淋巴细胞 CD3、CD4、CD8 和免疫细胞,与对照组进行免疫水平和临床疗效比较。结果:治疗组细胞免疫和体液免疫功能的改善优于对照组,治疗有效率为 92%,对照组总有效率为 78%。结论:参芪扶正注射液是一种理想的免疫调节剂,对老年肺心病的急性加重有防治作用。聂氏观察到,参芪扶正液治疗 COPD 急性发作期总有效率明显优于对照组;临床使用中无明显不良反应,老年人易接受,可明显改善 COPD 患者症状及肺功能,提高机体的免疫功能,从而改善预后。

(三)丹红注射液

1.主要成分 丹参,红花。

2.功能主治 活血化瘀,通脉舒络。用于瘀血闭阻所致的胸痹及中风,证见胸痛、胸闷、心悸、口眼歪斜、言语塞涩、肢体麻木、活动不利;治疗冠心病、心绞痛、心肌梗死,瘀血型肺心病,缺血性脑病、脑栓塞。

3.药效药理研究 丹参味苦,性微寒,归心、肝经,通血脉,散瘀结为君药;红花味辛,性温,归心、肝经,化瘀血,通经络。在丹红注射液中红花作为臣药与丹参相辅,除邪而不伤正,共奏活血通络、祛瘀生新之功。药理证实:丹参、川芎对试管内痢疾杆菌、伤寒杆菌、霍乱弧菌、副伤寒杆菌、大肠杆菌、甲乙型溶血型链球菌、白喉杆菌均有抑制作用;有促进非特异性免疫功能作用,可提高细胞免疫和体液免疫。研究发现:红花作为传统的活血通经、祛瘀止痛中药,具有治疗心脑血管疾病、抗炎镇痛及抗肿瘤等药理作用。羟基红花黄色素 A(HSYA)是红花黄色素中含量较高的成分,研究发现 HSYA 对油酸和脂多糖连续处理导致的大鼠急性肺损伤有保护作用。通过肉眼和显微镜观察到 HSYA 可减轻肺淤血、肺水肿等症状,推断 HSYA 可以保护急性肺损伤,防止进一步发展为急性呼吸窘迫综合征。

(四)注射用炎琥宁

1. 主要成分　炎琥宁。

2. 适应证　该品有清热解毒及抗病毒作用,主要用于病毒性肺炎和病毒性上呼吸道感染。

3. 药理　该品系穿心莲提取物经酯化、脱水、成盐精制而成。能抑制早期毛细血管通透性增高与炎性渗出和水肿,能特异性地兴奋垂体 - 肾上腺皮质功能,促进 ACTH 释放,增加垂体前叶中 ACTH 的生物合成;体外具有灭活腺病毒、流感病毒、呼吸道病毒等多种病毒的作用。

(五)参麦注射液

1. 主要成分　红参、麦冬。

2. 功能主治　益气固脱,养阴生津,生脉。用于治疗气阴两虚型休克、冠心病、病毒性心肌炎、慢性肺心病、粒细胞减少症。能提高肿瘤患者的免疫功能,与化疗药物合用时,有一定的增效作用,并能减少化疗药物所引起的毒副作用。

3.**药理作用**　主要有抗休克,抗心律失常,强心,调节免疫和抗炎等作用。

第五节　间质性肺疾病膏方调治(齐鲁网访谈实录)

膏方又叫膏剂,以其剂型为名,属于中医丸、散、膏、丹、酒、露、汤、锭八种剂型之一。我们知道西药药品有片剂、胶囊及针剂,有量和剂型的概念。膏方一般由20余味中药组成,具有很好的滋补作用。春生、夏长、秋收、冬藏,根据中医理论,冬季是一年四季中进补的最好季节,而冬令进补,更以膏方为最佳。

传统的中药制剂有八个,急性病常用汤药来治疗。膏方为什么居中药之首,就是因为它适合治疗慢性病。膏方服用比较方便,我们把它熬好以后,直接喝也行,用水冲服也可以,口感比较好。

一、膏方的适应证

(一)补虚扶弱

凡气血不足、五脏亏损、体质虚弱,或因外科手术、产后以及大病、重病、慢性消耗性疾病恢复期出现各种虚弱症状,均应冬令进补膏方,能有效促使虚弱者恢复健康,增强体质,改善生活质量。

(二)抗衰延年

老年人气血衰退,精力不足,脏腑功能低下者,可以在冬令进补膏滋药,以抗衰延年。中年人,由于机体各脏器功能随着年龄增加而逐渐下降,出现头晕目眩、腰疼腿软、神疲乏力、心悸失眠、记忆减退等,进补膏方可以增强体质,防止早衰。

（三）纠正亚健康状态

膏方对调节阴阳平衡,纠正亚健康状态,使人体恢复到最佳状态的作用较为显著。在节奏快、压力大的环境中工作,不少年轻人因精力透支,出现头晕腰酸、疲倦乏力、头发早白等亚健康状态,膏方可使他们恢复常态。

（四）防病治病

针对患者不同病症开列的膏方确能防病治病,它主要体现在一些慢性疾病,像呼吸科的哮喘、癌症晚期、心脑血管疾病,尤其对于康复期的癌症患者、易反复感冒的免疫力低下的患者甚至儿童,在冬令服食扶正膏滋药,不仅能提高免疫功能,而且能在体内贮存丰富的营养物质,有助于来年防复发,抗转移,防感冒,增强抵抗力。

二、膏方在肺系疾病应用的适应证

冬季寒冷的气候尤其容易引起呼吸系统疾病发作或加重,尤其是慢性呼吸系统疾病如虚体感冒、慢性鼻咽喉炎、慢性支气管炎、阻塞性肺气肿、支气管哮喘、肺心病、支气管扩张、间质性肺炎（肺间质纤维化）等,常常因为不慎感寒、继发感染而发作或加重,且这些疾病多可相互关联、演变加重、不断进展,因此采取措施积极预防就显得非常重要。中医在补肺护肺、健脾养肺、益肾强肺等调养防治方面积累了丰富的经验,尤其是中医膏方,既能够通过补益气血、养肺卫外、健脾益肾等增强体质和提高免疫防寒能力,同时又能根据病情祛邪化痰、通窍利咽、化瘀抗纤、止咳平喘、预防感染、治标疗疾。一张好的对症膏方,可以达到标本兼顾、扶正固本、预防慢性疾病不断发作、抑制病情恶化进展的效果,这充分体现了中医"治未病"的预防思想。慢性呼吸道患者冬季服用1~2料膏方大多可以获得预防来年反复发作的目的。因此,肺系慢性病患者在立冬后,根据时令特征、体质类型和病症特点,积极进行个体化的膏方调养,对预防慢性病复发,促进康复具有积极意义。陶教授表示,以下病症适合膏方调治:①体虚反复感冒、咳嗽。中医膏方可以补肺固表,预防感冒,并可以改善体质,提高抗病能力;②间质性肺炎的稳定期、慢性支气管炎、慢性阻塞性肺气肿的缓解期、慢性咳嗽等。冬季慢性支气管炎、慢性阻塞性肺气肿及日益增多的间质性肺炎、肺间质纤维化患者受凉后常常导致病情加重。中医膏方可以通过补益肺气、健脾祛痰、补肾定喘,达到控制或减少疾病发作、改善肺功能、控制及延缓疾病进展的目的;③支气管哮喘、过敏性鼻炎、咳嗽变异性哮喘。中医认为引起哮喘的原因为肺脾肾亏虚,而以肾虚为主,膏方可从补肾、健脾、补肺方面进行调治;④支气管扩张症。主要表现为长期咳嗽、咳痰,严重者咳黄痰、脓痰或伴咯血。中医膏方可以清肺化痰,健脾补肺,提高免疫功能,减少感染;⑤慢性咽喉炎。主要表现为咽干不适,痰滞咽喉。中医膏方可以滋阴养肺、清肝火、利咽喉,从而改善症状;⑥其他呼吸系统慢性疾病。膏方可通过益气养阴、通络化瘀进行调治,改善体质,调理病情。

三、膏方的制作过程及保存

膏方的制作经过浸泡、煎煮、浓缩、收膏、存放等几道工序。先将配齐的药料检查一遍,把胶类药拣出另放。然后把其他药物一起放入容量相当的洁净砂锅内,加适量的水浸润药料,令其充分吸收膨胀。膏方是熬出来的,如果做得多的话,把药都放进罐里,倒入清水,然后一边煮一边转,这个罐子会晃动。现在给个体熬的膏方因为量比较小，有一个小煲，它也能装几升水，比如4升或者8升，把中药放进去之后，一边熬一边搅拌。这样一般熬4小时左右，逐渐把水分蒸发了，把渣子过滤以后，剩下的还要再熬一遍。熬到水非常少，缩水在40倍或者20倍左右，再加上细料，就是我们比较贵重的料，一边熬一边搅，最后加上一些调味剂，像蜂蜜、冰糖，然后搅拌、冷却，灌到瓶子里先不加盖，用干净纱布将容器口遮盖上，放置一夜，待完全冷却后，再加盖就制成了。一般的膏方不用做处理，只要是不打开，常温能保存一个月，但是打开以后就不能保存这么长时间了。多放在阴凉处，若放在冰箱冷藏更佳。另外打开吃的时候，要用干净的勺子舀出来吃，勺子上尽量不要有水。膏方的制作比较复杂，有特定的程序、严格的操作过程，为了达到预期效果，一般不提倡自制。

四、膏方的开路方

服用膏方要取得好的效果，能充分消化吸收是关键。有些人脾胃运化功能较差，临床常见舌苔厚腻、没有食欲，同时感觉胸胁痞闷等，此时服用膏方，不但影响对膏方的消化吸收，反而加重脾胃负担，出现各种不适症状。因此，在此类人群正式服用膏方前，医生一般会因人而异开出一些运脾健胃、理气化湿的中药，以改善其脾胃功能，为膏方的消化吸收创造有利的条件。这些中药先膏方而行，因此被形象地称为"开路药"。

"开路药"的另一作用是通过试探性的调补，观察患者服药后的反应，为医生开具最后调补对路的膏方做好准备。

对于脾胃功能正常的患者，不强调必须服用"开路药"，可以直接服用膏方，做到及时进补。

"开路药"一般以医生根据症状开出的汤剂最有针对性，通常提前2~3周服用。除汤剂外,也可在医生的指导下服用一些中成药,如藿香正气片、香砂六君丸、参苓白术片、健脾丸等作为"开路药"。

五、服用膏方期间的饮食禁忌

其实我们吃膏方都有忌口,对呼吸病患者来说,不要吃太咸、太凉的东西,这些东西本身就是凉性的,能引起痰湿的发生。例如服用清寒膏方的时候,要忌食牛羊肉,另外还要少吃油腻及辛辣的食物。所以根据膏方应用的不同,还是有一些禁忌的。

如服人参膏时忌服萝卜;服首乌膏时,忌猪、羊血及铁剂;服滋补性膏方时,不宜饮茶。一般服药期间,应忌食生冷、油腻、辛辣等不易消化及有特殊刺激性的食物等。

服用人参时,常习惯称萝卜、绿豆(包括绿豆制品,如粉丝等)是"解药",意思是它们可破坏人参中的有效成分。传统的中医理论认为萝卜的消食导滞作用和绿豆的寒凉解毒功能可导致人参的作用不能发挥,人参补气生津的疗效将大大减弱。应该说,两者同时服用是不适宜的。

糖尿病患者不能服用红糖、冰糖等辅料,我们会应用木糖醇。蜂蜜的果糖比较多、葡萄糖少,在做膏方的时候可以稍微加一点。

(一)阴虚体质

临床上可见头晕眼花、口干咽燥、心烦、易激动、失眠心悸、舌红少苔、脉细数。患者服膏方滋阴的同时,在饮食上有以下禁忌。

1.忌食辛热,如狗肉、羊肉等。在烹调作料中不放或少放姜、蒜、葱等调味品;至于甜味食品如巧克力及其制品更应少吃,甚至不吃。否则，轻则引起口干咽燥严重，大便燥结，重则可见出血症状。

2.忌食海鲜类发物，如黄鱼、带鱼等。甲状腺功能亢进患者中不少表现为阴虚火旺的症状，在应用滋阴降火药物治疗时，食用海鲜则火上浇油。这些患者以食淡水鱼为好。

3.忌食不易消化的药食。因为患者消化功能虚弱，不易吸收，又因为阴虚之人常出现大便燥结，此时若在帮助消化的药食中加入润肠之品，可以使膏方中滋阴药发挥更好作用。

(二)阳虚体质

临床上可见全身怕冷、面色㿠白或者淡白无华、少气乏力、大便溏薄、小便清长、舌质淡胖、苔滑、脉微细迟无力。对这类患者常用补阳、温阳、壮阳等药食进行调补，应该在饮食上注意以下忌口。

1.切忌滥用温补肾阳的食品。服鹿鞭、牛鞭、羊肉等药食时，应注意观察有无虚火的病理现象，这类补品容易助火动血，产生变症。另外，不少阳虚体质的人，脾胃虚弱，运化失常，故饮食上要忌用黏腻。

2.忌用寒性食品，如柿子、黄瓜等。阳虚体质者易生内寒，可见脘腹时感冷痛，大便稀溏，四肢欠温等。若用寒性食品，则寒象更甚。在炎热夏天，尤其应慎用冷饮瓜果之品，不能图一时之快，而使阳虚体质日见虚弱，变症丛生。

3.阳虚体质的人气血运行不畅，切忌服用或过多服用厚味腻滞之品。

六、膏方的服用方法

临床上膏方的具体服法，一是根据患者的病情决定，二是考虑患者的体质、季节、气候、地理条件等因素,做到因人、因时、因地制宜。一般来说,服用膏方多由冬至即"一九"开始,至"九九"结束。冬天为封藏的季节,滋补为主的膏方容易被机体吸收储藏,所以冬令是服用膏方的最佳季节。治疗为主的调治膏方可视病情需要,根据不同时令特点随季节处方。

(一)服用方式

1. 冲服 取适量膏滋,放在杯中,将白开水冲入搅匀,使之溶化,服下。如果方中用熟地、山萸肉、巴戟肉等滋腻药较多,且配药中胶类剂量又较大,则膏药黏稠较难烊化,应该用开水炖烊后再服。根据病情需要,也可将温热的黄酒冲入服用。

2. 调服 将胶剂如阿胶、鹿角胶等研细末,用适当的汤药或黄酒等,隔水炖热,调好混匀服下。

3. 噙化 亦称"含化"。将膏滋含在口中,让药慢慢在口中溶化,发挥药效,如治疗慢性咽炎所用的青果膏等。

(二)服用时间

1. 空腹服 《本草经》谓:"病在四肢血脉者宜空腹而在旦。"其优点是可使药物迅速入肠,并保持较高浓度而迅速发挥药效。滋腻补益药宜空腹服,如空腹时服用肠胃有不适感,可以改在半饥半饱时服用。

2. 饭前服 一般在饭前 30~60 min 服药。病在下焦,欲使药力迅速下达者,宜饭前服。

3. 饭后服 一般在饭后 15~30 min 服药。病在上焦,欲使药力停留上焦较久者,宜饭后服。

4. 睡前服 一般在睡前 15~30 min 服用。补心脾、安心神、镇静安眠的药物宜睡前服。

(三)服用剂量

服药剂量的多少,应根据膏方的性质、疾病的轻重以及患者体质强弱等情况决定。一般每次服用膏方取常用汤匙 1 匙为准（合 15 ~ 20 mL）。药物分有毒无毒、峻烈缓和的不同。一般性质平和的膏方，用量可以稍大。凡有毒、峻烈的药物，用量宜小，并且应从小剂量开始，逐渐增加，以免中毒或耗伤正气。轻病、慢性病，剂量不必过重；重病、急性病，用量可适当增加。病轻药重，药力太过，反伤正气；病重药轻，药力不足，往往贻误病情。患者体质的强弱，性别的不同，在剂量上也应有差别。老年人的用药量应小于壮年；体质强的患者的用量，可重于体质弱的患者；妇女用药量一般应小于男子，而且妇女在经期、孕期及产后，又应小于平时，但主要仍需从病情等各方面做全面考虑。

（四）服用膏方的注意事项

服膏方时，最好每天早晨取一汤匙约 20 mL，用开水溶化，空腹吃或含服。如果肠胃不舒服，可改在餐后半小时吃。另外，膏方不宜与其他药物同时服用，需间隔 1 ~ 2 小时。服药期间应忌食生冷、油腻、辛辣食物。另外，如有感冒、发热、咳嗽、腹泻等身体不适，应停服，治愈后再吃。

七、间质性肺病常用膏方

（一）肺肾固本膏

金莲花 120 g	生地 180 g	熟地 180 g	人参 90 g
党参 90 g	黄芪 240 g	白术 180 g	茯苓 240 g
浙贝母 150 g	北沙参 150 g	桔梗 180 g	紫菀 120 g
冬花 120 g	蒲公英 180 g	瓜蒌 120 g	黄连 90 g
山茱萸 180 g	五味子 120 g	枸杞子 240 g	淮山药 240 g
薏苡仁 240 g	芡实 240 g	姜半夏 120 g	浮小麦 240 g
干姜 30 g	金银花 120 g	黄芩 30 g	丹参 150 g

当归 150 g　　川芎 120 g　　菊花 120 g　　砂仁 60 g

炒枳壳 90 g　　厚朴 60 g　　炒麦芽 240 g　　神曲 120 g

焦山楂 120 g　鸡内金 120 g　草红花 30 g　　芦根 240 g

紫苏叶 60 g　　薄荷 60 g　　百合 180 g　　连翘 120 g

酒大黄 15 g　　焦山栀 30 g　　白芍 120 g　　莪术 60 g

忍冬藤 120 g　木香 30 g　　粉葛根 60 g　　甘草 60 g

阿胶 120 g　　鹿角胶 60 g　　红糖 120 g　　蜂蜜 120 g

川贝母粉 30 g　三七粉 60 g　　百令胶囊 120 g(去胶囊皮)

（糖尿病患者去红糖、蜂蜜改用木糖醇 240 g）

适应证:久咳致喘,动则为甚,甚则不能平卧,胸闷气短,心悸怔忡,口唇发绀的肺肾两亏证。

（二）肺通膏

党参 60 g　　　红参 100 g　　黄芪 180 g　　北沙参 120 g

清半夏 120 g　茯苓 120 g　　炒枳壳 90 g　　黄连 60 g

黄芩 100 g　　蒲公英 120 g　金银花 180 g　忍冬藤 120 g

连翘 90 g　　当归 100 g　　川芎 120 g　　丹参 120 g

麸炒苍术 120 g　白术 120 g　　薏苡仁 100 g　山药 100 g

麸炒芡实 120 g　桔梗 120 g　　芦根 120 g　　厚朴 90 g

葛根 90 g　　甘草 60 g　　红糖 100 g　　阿胶 150 g

蜂蜜 150 g　　川贝 30 g　　浙贝母 120 g

（糖尿病患者去红糖、蜂蜜改用木糖醇 180 g）

适应证:适用于肺脾气虚,卫外不固,易感冒、鼻塞流涕、咳嗽、乏力、纳呆、水肿喘息。若伴有过敏性鼻炎、哮喘者,加白芍、炙麻黄、菊花、藿香、辛夷花。

第六节　肺间质纤维化的预后及调护(与患者交流)

我们在临床治疗了很多患者后感到多数患者预后还是比较好的。只要是早期诊断的轻症患者(轻微活动如平地走路时,尚无明显气短、胸闷、心悸症状),早期制定正确的治疗方案,大多数患者会有正常的疾病过程。只是需要长期服用一些药物,多数患者要口服小量或者吸入糖皮质激素治疗。有以下几点需要注意:①要长期用药,糖皮质激素用量应该个体化,原则是控制病情的最小剂量。中药汤剂作用是好的,但常需要辨证用药。对于病情相对稳定的患者我们研制了肺通口服液,正在申报新药生产。常用百令胶囊、肺力咳等。②一定避免接触空气中异味,要在空气清新的环境中生活。③适量活动,避免过劳。④避免过咸、过凉的饮食。⑤最重要的是保持恬淡虚无、心情开朗的情绪状态。患者带病生存,但他们的生活状态基本和正常人无异,有的患者还在正常工作。

预防调理:急重期患者饮食应清淡,多食新鲜富含汁液的水果、蔬菜,口咽干燥患者可给予果汁,如梨汁、萝卜汁、藕汁及西瓜汁等。缓解期患者应少食海鲜、羊肉等发物,但要保持每日饮食有鲜猪肉、禽蛋及水果、蔬菜等。忌暴饮暴食。

本病与呼吸新鲜空气关系密切,坚决戒烟就更为重要,每日清晨做呼吸操,居室内保持空气新鲜,要求居室有一定的湿度。煤炉不要安置在居室内。保护人类生存的生态环境,治理大气、水源的污染,避免有毒物质侵害人体,对防止本病的发生、降低发病率是非常重要的。对煤矿、铸造、化工、水泥等厂矿工人,接触农药、化肥以及种植蘑菇的农民进行宣教,提高对本病的认识,做好防护工作也是十分重要的。

　　自然界的千变万化都有其规律。有一个晚期肺癌患者的家属去门诊开中药,他的老人被诊断晚期肿瘤4年,只服用中药,没有手术、放疗、化疗,更没有服用靶向药物,现在患者生活还能自理。我曾在某医院呼吸科病房会诊一位肺间质纤维化患者,从诊断到我去看他仅仅相隔3个月,已经不能下床活动,呼吸频率32次以上,而3个月以前患者病情很轻,至少患者的焦虑、过度用药治疗起到了推波助澜的恶化作用。

　　疾病都有其规律,即便是不能治疗的疾病。因此,我只是做遵循疾病规律的顺势治疗,主要是保护人体自我修复能力,有可能的话,增强患者的自我修复能力,改善患者目前的疾病状态。而这常常需要患者的情绪是稳定的,甚至是平静的。当然,这是不容易做到的,但确实有患者做到了。否则,仅仅去看短期内的胸片改变(短期不断地复查肺部CT),自己却总处在一种焦虑的状态之中,即使有康复的机会,也可能会因为过度焦虑、过于追求积极的治疗效果,破坏了本来可以稳定的病情。

　　作为治疗过很多间质性肺疾病患者的医生,我通过讲述一些具体的案例,希望你能体会控制这种疾病最重要的条件,即保持良好的心态、规律的生活、充足的睡眠,而不是追求积极过度用药治疗。这就是我常常给肺间质纤维化患者讲"要争取带病生存,而不是治愈疾病"的原因所在。

参考文献

　　[1]刘俊东.百令胶囊对慢性肾炎患者免疫球蛋白及肾小管功能的影响[J].中国医师杂志,2004(2):275.

　　[2]任吉忠,朱有华.百令胶囊在肾移植术后早中期的应用研究[J].上海中医药杂志,1999(11):20.

[3]陈士俊,安慧丽,安勇.病毒性肝炎患者血清自由基指标变化及百令胶囊疗效观察[J].山东医药,2000(9):15.

[4]赵德安,杨达胜,毕凌云,等.百令胶囊对肾小管间质纤维化大鼠肾小管上皮间质转分化的干预作用[J].实用儿科临床杂志,2005,20(9):939.

[5]王少杰,白文,王春玲,等.人工冬虫夏草菌液对博来霉素致小鼠肺纤维化的保护作用[J].中国中药杂志,2007,32(24):2623.

[6]廖洪军,陈香美,黎磊石,等.冬虫夏草对体外线粒体钙离子负荷和缺血性急性肾功能衰竭大鼠肾皮质线粒体钙离子的影响[J].中华肾脏病杂志,1993,9(5):257.

[7]周荣耀,束家和.百令胶囊在胃肠道恶性肿瘤手术和化疗后的应用[J].浙江中西医结合杂志,2002(7):14.

[8]林晓霞,谢强敏,沈文会,等.虫草菌粉对致敏豚鼠肺功能和大鼠气道炎症反应的影响[J].中国中药杂志,2001,26(9):622.

[9]刘进,童旭峰,管彩虹,等.冬虫夏草对慢性阻塞性肺疾病大鼠Th1/Th2类细胞因子平衡的干预作用[J].中华结核和呼吸杂志,2003,26(3):191.

[10]王宁群,姜良铎,张晓梅,等.冬虫夏草软胶囊改善支气管哮喘患者气道炎症的临床研究[J].中国中药杂志,2007,(15):1566.

[11]吴有莲.苦参碱抗肝纤维化临床研究[J].中药材,2004,27(2):153-154.

[12]郑海涛,彭春艳,刘小珊,等.苦参碱诱导白血病K562细胞抑癌基因RIZ1的表达[J].中华实用中西医杂志,2007,20(17):1529-1532.

[13]冯晨,唐锁勤,王建文,等.苦参碱抑制神经母细胞LA2N25细胞增殖及MYCN基因mRNA的表达[J].中国当代儿科杂志,2008,10(2):225-227.

[14]钟声,徐永健,张珍祥.苦参碱对肺腺癌A549细胞CC10 mRNA表达的影响[J].实用医学杂志,2006,22(10):1103-1105.

[15]焦霞,沈其昀,王利民,等.氧化苦参碱对哮喘小鼠抗炎作用的研

究[J].上海第二医科大学学报,2002,22(4):303.

[16]王会贤,章灵华,黄艺,等.氧化苦参碱对LAK细胞活性的影响[J].免疫学杂志,1994,10(1):17-19.

[17]刘涛,谢敏,王浩凌,等.苦参碱、γ干扰素对大鼠肺纤维化干预作用[J].南京医科大学学报(自然科学版),2008,28(5):592-596.

[18]聂晓红,熊曙光,王晓虹.参芪扶正液对慢性阻塞性肺疾病患者的疗效观察[J].中国药物与临床,2011,11(12):1421-1422.

[19]朱振东.参芪扶正注射液对老年慢性肺心病急性加重期免疫功能的影响[J].中国现代医学杂志,2005,15(16):2522-2523.

[20]陈梦,赵丕文,孙艳玲,等.红花及其主要成分的药理作用研究进展[J].环球中医药,2012,5(7):556-560.

[21]王晓菲,金鸣,童静,等.羟基红花黄色素A对油酸-脂多糖所致大鼠急性肺损伤的保护作用[J].药学学报,2010,45(7):940-944.

图书在版编目（CIP）数据

间质性肺病临证解惑暨陶凯教授经验总结/马君主编. —济南:山东科学技术出版社,2018.4(2021.1 重印)

ISBN 978-7-5331-9355-3

Ⅰ.①间… Ⅱ.①马… Ⅲ.①间质浆细胞性肺炎—中西医结合—诊疗 Ⅳ.①R563.1

中国版本图书馆 CIP 数据核字(2018)第 033481 号

间质性肺病临证解惑暨陶凯教授经验总结
JIANZHIXING FEIBING LINZHENG JIEHUO JI TAOKAI JIAOSHOU JINGYAN ZONGJIE

责任编辑：冯　悦

主管单位：山东出版传媒股份有限公司
出 版 者：山东科学技术出版社
　　　　　地址：济南市市中区英雄山路 189 号
　　　　　邮编：250002　电话：(0531) 82098088
　　　　　网址：www.lkj.com.cn
　　　　　电子邮件：sdkj@sdcbcm.com
发 行 者：山东科学技术出版社
　　　　　地址：济南市市中区英雄山路 189 号
　　　　　邮编：250002　电话：(0531) 82098071
印 刷 者：北京时尚印佳彩色印刷有限公司
　　　　　地址：北京市丰台区杨树庄103号乙
　　　　　邮编：100070　电话：(010) 68812775

规格：32 开(880mm×1230mm)
印张：8.5　彩页：1　字数：190 千
版次：2021 年 1 月第 1 版　第 2 次印刷
定价：48.00 元